Adelgazar con la mente

Pierre Franckh

Adelgazar con la mente

11 claves para adelgazar con éxito

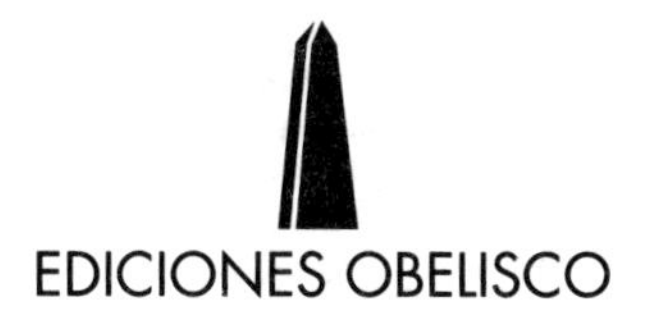

Ediciones Obelisco

Si este libro le ha interesado y desea que le mantengamos informado
sobre nuestras publicaciones, escríbanos indicándonos qué temas son de su interés
(Astrología,Autoayuda, Ciencias Ocultas, Artes Marciales, Libros Infantiles, Naturismo,
Espiritualidad, Tradición) y gustosamente le complaceremos.

Puede consultar nuestro catálogo en www.edicionesobelisco.com

Colección Espiritualidad, Metafísica y Vida interior
ADELGAZAR CON LA MENTE
Pierre Franckh

1.ª edición: mayo de 2013

Título original: *Wünsch dich Schlank*

Traducción: *Aina Glahn*
Maquetación: *Joan Rosique Riudoms*
Corrección: *M.ª Jesús Rodríguez*
Diseño de cubierta: *Enrique Iborra*

Edita: Ediciones Obelisco, S. L.
Pere IV, 78 (edif. Pedro IV) 3.ª planta, 5.ª puerta
08005 Barcelona,- España Tel. 93 309 85 25 - Fax 93 309 85 23
E-mail: info@edicionesobelisco.com

ISBN: 978-84-9777-942-5
Depósito legal: B-9.967-2013

Printed in Spain

Impreso en España en los talleres gráficos
de Romanyà/Valls, S.A. de Capellades (Barcelona).

Adelgazar empieza en la cabeza y luego se refleja en el cuerpo

Todos tenemos ideas fijas de cómo funcionan ciertas cosas. Estamos convencidos de que sólo pueden, e incluso deben, funcionar de esa manera. Y por culpa de tener esas ideas tan fijas, la mayoría de veces no conseguimos desviarnos del rumbo que ya hemos tomado.

Las ideas fijas no son más que convicciones. Y las convicciones son los verdaderos creadores de nuestra vida.

A través de nuestras convicciones creamos nuestra realidad

Pero, ¿qué pasa cuando tienes convicciones equivocadas acerca de tu cuerpo, la comida y de cómo adelgazar?

Hace muchos años que imparto conferencias y seminarios en los que informo de cómo se puede adelgazar de una manera muy fácil y efectiva a través del poder mental. A lo largo de estos años muchas personas han conseguido su peso deseado. Y lo más importante de todo es que lo siguen manteniendo a largo plazo. No existe el efecto yoyó.

Y, dado que no hay nada más convincente que el éxito de los demás, voy a mostrar las palabras de esas personas que consiguieron *con éxito* sus *deseadas* figuras.

Querido Pierre:

Gracias de todo corazón. Estaba completamente convencida de que yo también lograría deshacerme del sobrepeso acumulado.

Casi un año más tarde peso 25 kilos menos. ¡Ya no tendré que volver a acarrear con ellos! Durante este tiempo he leído todos tus libros y sé que puedo perder cinco kilos más. ¡Entonces habré alcanzado mi objetivo! ¡Me siento en forma, llena de vitalidad y completamente sana!

Un saludo cordial desde Suiza.

Irène

También tú puedes adelgazar de manera fácil y divertida

¿No te lo crees? Quizás en este momento estés convencido de que adelgazar sólo a través del poder mental es imposible. Pero ésta es tu convicción. No es ni correcta ni incorrecta, ni buena ni mala, es simplemente lo que tú crees. Pero esta firme convicción tiene sus consecuencias, ya que tu vida empezará a ajustarse y a desarrollarse según ella. Porque absolutamente todo sucede a través de tu convicción.

Pero ¿qué ocurre si tus convicciones se basan en hechos e informaciones equivocados?

Al leer este libro seguramente comprobarás que, a menudo, tu mente opone resistencia. No te extrañes. Tu mente no sabe actuar de otro modo. Hasta ahora ha partido de una estructura de la realidad completamente distinta. Así que no te sorprendas si al principio se pone a la defensiva.

Lo notarás en que habrá ciertas cosas en este libro que ni entenderás ni te creerás, cosas que ignorarás o hasta considerarás ridículas.

Da igual lo que tu mente te quiera hacer creer, todo está comprobado científicamente desde hace tiempo.

Podemos adelgazar y alcanzar nuestro peso soñado a través del poder mental

Claro que a través de nuestras convicciones también podemos ganar peso considerablemente. Por cierto, la mayoría estamos hechos unos expertos.

La pregunta es, pues, única y exclusivamente: ¿cuáles son tus convicciones? ¿Y cómo puedes influir en ellas?

Es por eso que en este libro haremos las cosas de manera muy distinta a la que quizás esperes, y es probable que te desprendas de muchas convicciones equivocadas.

Porque adelgazar de verdad siempre empieza en la cabeza y luego se refleja en nuestro cuerpo, y no al revés.

Muchas dietas nos quieren hacer creer que no comemos lo correcto y que sólo es necesario cambiar nuestros hábitos alimenticios para estar delgados. Desgraciadamente no es así.

Y es que hay motivos por los que hemos ido ganando kilos a lo largo del tiempo, motivos importantes. Si no nos fijamos en estos motivos y no cambiamos ni transformamos los programas anteriores ya nos podemos torturar cuanto queramos y perder muchos kilos, que no tardaremos en volverlos a recuperar.

Hay investigaciones que indican que una de cada tres personas ha seguido una o más dietas sin éxito. La mayoría de las veces, las personas que están dispuestas a adelgazar, acaban pesando más que antes y se sienten más frustradas. Y, además, se sienten derrotadas y sin fuerza de voluntad.

Las dietas no sólo engordan, sino que nos quitan la autoestima

En estos últimos años, infinidad de amigos y conocidos me han contado muy emocionados, que habían encontrado su dieta ideal. A los seis meses, la mayoría de ellos pesaba mucho más que antes.

Es como si tuviéramos un programa secreto en nuestro interior que quisiera algo diferente

¡Este programa es real!

Por eso, los consejos que dan algunas dietas, como por ejemplo comer menos, no ayuda mucho, ya que es justamente lo que nos gustaría (y ojalá pudiéramos hacer). Pero no podemos, porque tenemos antojos, comemos inconscientemente o sin pensar y no conseguimos evitar caer en la tentación. No te extrañes. Reaccionamos a los impulsos de nuestro cerebro.

El cerebro controla nuestro comportamiento al comer

Por este motivo, el consejo de comer menos no es demasiado útil, ya que estamos sujetos a los impulsos de nuestra mente.

Estar gordo no significa tener poca fuerza de voluntad, sino tener un programa equivocado en nuestro cerebro

Nos podemos proponer cualquier cosa, pero hasta que nuestra mente no haya modificado todos nuestros planes no conseguiremos transformar nuestro cuerpo a través de nuestros deseos.

La única cuestión importante que nos debería preocupar es por qué nuestra mente nos obliga a comer más de lo que necesitamos.

Olvídate de dietas y de todo lo que sepas sobre adelgazar

Adelgazar es gratis, no tienes que tomar medicamentos especiales, ni comprar aquellas pastillas tan caras, que sólo hacen que enriquecer al fabricante, ni beberte mejunjes, ni inscribirte a un curso por internet. No tienes que preparar tu cuerpo para la desnutrición y pasar el día con 500 calorías, tampoco debes beber cinco litros de agua diarios. Nada de eso. ¡Se acabaron todas esas curas de adelgazamiento! No necesitas seguir esas dietas tan monótonas con platos aburridos, ni alimentarte soló de piña, arroz o suero de leche.

Hace años que muchas personas adelgazan con el principio *adelgazar con la mente*. Y lo mejor de todo es que mantienen su peso. Por esta razón, todo lo que vas a leer en este libro no es pura teoría, sino algo que ya le ha funcionado a mucha gente. La presente obra surgió precisamente de las personas que insistían en que compartiera estos conocimientos no sólo en mis seminarios, sino también en un libro.

Sea cual sea la convicción que tengas ahora mismo, este libro hará madurar en ti «nuevas» y diferentes experiencias, aunque en el fondo no sean tan nuevas porque todo lo que tendrás ocasión de leer en él ya lo conoces, lo que ocurre es que simplemente lo has olvidado, igual que yo también lo había olvidado.

Quizás es que antes dabas por ciertas determinadas afirmaciones que realmente eran falsas.

Hola Pierre:

Estoy tan contenta y agradecida. ¡En noviembre tuve el honor de poderte ver en Bad Pyrmont! Tomé apuntes de todo lo que explicaste y apliqué todas tus sugerencias. Ahora no sólo estoy feliz y sana, sino que he adelgazado 13 kilos en tres meses sin esfuerzo alguno.

¡Gracias, gracias, gracias!

Tatje

Adelgazar es fácil. Precisamente es la cosa más fácil del mundo. Sólo hay que saber cómo

Es gracioso pensar que adelgazar es sinónimo de tortura, cuando realmente lo que nos tortura es sobrecargar nuestro cuerpo y engordarlo e hincharlo artificialmente.

De modo que, si engordar es tan simple, es decir, si nos parece fácil algo tan artificial y poco saludable, entonces adelgazar, algo que ya esperamos con ilusión, es todavía más simple y fácil.

¿No te lo crees?

Ésta es precisamente una convicción antigua. Y, como descubriremos más adelante, todo ocurre únicamente a través de nuestras convicciones.

Claro que, la mayoría de convicciones son inconscientes.

Querido Pierre:

Hace dos años tuve una infección severa que fue tratada durante varios meses con medicamentos que me produjeron náuseas y pérdida de masa muscular, entre otras cosas. Adelgacé 10 kilos. Como fundamentalmente no había cambiado mis hábitos alimenticios, asumí que el peso perdido lo recuperaría con rapidez, y eso era algo que quería evitar. Mi objetivo era mantenerme igual de delgada, pero volver a ganar la masa muscular perdida. Apenas recuperada, cuidaba meticulosamente mi alimentación. Esto fue tomando forma de neurosis y las personas cercanas a mi entorno me miraban con perplejidad.

Esto no era todo. Pese a la rehabilitación y al plan de alimentación y entrenamiento, empecé a engordar. Me puse histérica. Estaba confundida y no hacía más que contar calorías, entrenar y controlar.

Quería volver a disfrutar comiendo y que el alimento me aportara sensación de salud y bienestar. Quería dejar de calcular las calorías y dejar de anotarlo todo.

Finalmente, decidí pedir ayuda al Universo y formulé el deseo siguiente: «Estoy siempre proporcionada, delgada y sana y disfruto de todo lo que como».

Además, visualizaba lo bien que me sentaban mis vestidos nuevos y me ponía de buen humor.

A pesar de las dificultades del principio, cada día me resulta más fácil dejar a un lado mis miedos y confiar en las sensaciones de mi cuerpo.

He adelgazado 10 kilos y hace un año que mantengo mi peso sin ningún tipo de preocupación.

Dirigirme a mi yo supremo fue la mejor decisión. Me he vuelto a reencontrar.

¡Gracias Universo, por concederme una nueva actitud ante mi cuerpo físico!

Un saludo cordial.

Silvia

Todo lo que leerás en este libro ya ha ayudado a adelgazar a muchas personas, y de manera permanente, incluso a mí.

¿Qué te parecería ser también una de ellas?

En este libro haremos lo siguiente:

- intentaremos poner la *mente* de nuestra parte para que no siga trabajando en contra de nosotros;
- detectaremos y transformaremos *programas* antiguos y perjudiciales y crearemos *programas* nuevos y útiles;
- detectaremos y transformaremos *convicciones* antiguas y perjudiciales y crearemos *convicciones* nuevas y útiles;
- detectaremos y transformaremos *hábitos* antiguos y perjudiciales y crearemos *hábitos* nuevos y útiles.

¡Y todo de manera fácil y divertida!

Afirmaciones

- Adelgazar es fácil y divertido.
- A través de mi poder mental consigo el cuerpo que yo quiero.

La transformación desde el punto de vista biológico

¿Cómo es posible que podamos adelgazar simplemente a través del poder mental?

Todas las células de nuestro cuerpo se renuevan cada siete años. En algunas zonas incluso con más frecuencia y rapidez. Algunas se renuevan cada mes y otras, cada día. Constantemente mueren células viejas y se forman otras nuevas.

Esto significa que, al menos, cada siete años, nuestro cuerpo cambia por completo. Cada componente de nuestro cuerpo, cada órgano, cada célula, ya sea de nuestra piel, corazón o nariz, al cabo de siete años, todos y cada uno de ellos son completamente nuevos.

Somos nosotros quienes decidimos en qué dirección se deben intercambiar nuestras células y con qué información empiezan su trabajo. Y lo hacemos a través de nuestros pensamientos.

Según recientes conocimientos de la física cuántica, la biología cuántica, la matemática moderna y de la epigenética[1] se hace cada vez más evidente que, invariablemente, es el poder de los patrones de las convicciones humanas el que nos lleva a ser lo que nosotros creemos que somos. Desde la salud hasta la enfermedad, desde el sistema inmunitario hasta nuestro

---

1. La epigenética es una disciplina científica que estudia cómo se modula la expresión y función de los genes. Realmente, la información genética (ADN) es moldeable durante un año, ya que los cromosomas y su actividad pueden cambiar. Por el contrario, esto tiene consecuencias negativas en todas las personas, en su personalidad, en su salud, pero también en su físico. El estilo de vida, los sentimientos y las condiciones psíquicas, así como nuestros pensamientos y convicciones, influyen sobre los genes y cada una de sus expresiones y funciones en las células del cuerpo.

equilibrio hormonal, desde nuestro poder de autocuración hasta nuestra capacidad de ser felices.

Hay investigaciones que muestran que nuestras convicciones no sólo influyen en nuestra propia vida, sino que también le pueden dar una nueva forma a nuestro cuerpo. Hace relativamente poco, la ciencia demostró algo asombroso en relación a esta cuestión.

Las convicciones y sentimientos humanos influyen en la forma del ADN

El HearthMath Institute de California investigó los efectos que ejercían las convicciones y los verdaderos sentimientos en nuestro material genético (ADN). Para ello, los científicos Glein Rein y Rollin McCraty efectuaron investigaciones con ADN humano.[2]

Los resultados fueron impresionantes y no se podían pasar por alto. Aunque, hasta hoy, todos los científicos habían puesto en duda cualquier influencia de los pensamientos sobre el ADN, pudieron observar algo que no podía explicarse según las leyes físicas conocidas hasta el momento, pero que, sin embargo, se había convertido en un hecho comprobado científicamente.

Nuestro poder mental influye profundamente en nuestro ADN

A nuestra mente le resulta difícil comprender esto. Hasta ahora, nuestros conocimientos nos habían enseñado que el ADN es inmutable: nacemos con él y no hay nada, excepto una inter-

---

2. HearthMath Institute, 14700 West Park Avenue, Boulder Creek, California 95006, Estados Unidos.

vención masiva, que pueda influir en él o cambiarlo. ¡Y ahora se demuestra que nuestro material genético es completamente modificable y que, además, reacciona ante vibraciones energéticas muy sutiles!

Según unos investigadores españoles se ha constatado que el ADN tiene una estructura mucho más compleja de lo que pensábamos. Unos biólogos moleculares modernos han investigado que, por encima de la información que se halla en el ADN como código genético, se encuentran más capas de códigos. Todas ellas están superpuestas y se influyen mutuamente de manera constante. Además, el flujo de información siempre es bidireccional, es decir, funciona hacia ambos lados.

El ADN no es tan estable como pensábamos

Las diferentes capas y genes se solapan.

Además, unas investigaciones que se llevaron a cabo en unos mellizos monocigóticos mostraron que su ADN es idéntico al nacer, pero que se va transformando a lo largo de los años y comienza a diferenciarse el uno del otro.

El ADN deja de ser sólo una larga cadena de nucleótidos en forma de la famosa doble hélice.

El ADN está rodeado de otros genes, los llamados hélices alfa, que influyen constantemente en la cadena principal.[3]

---

3. Pearson, H.: «What is a Gene?». *Nature*, 441, 25 de mayo 2006, págs. 399-401.

Pearson, H.: «Genetic Information: Codes and Enigmas». *Nature*, 444, 16 de noviembre 2006, págs. 259-261.

Qui, J.: «Unfinished Symphony». *Nature*, 441, 11 de mayo 2006, págs. 143-145.

El biólogo celular Bruce Lipton,[4] que trabajaba como investigador en la Facultad de Medicina de la Universidad de Wisconsin y en la Universidad de Stamford, demostró con sus estudios que nuestros pensamientos y sentimientos actúan dentro de todas y cada una de nuestras células.

Sus conocimientos revolucionarios acerca de la membrana celular lo convirtieron en un pionero de la nueva ciencia de la epigenética.

Cuando lo entrevistamos para nuestro trabajo sobre la película *Das Gesetz der Resonanz* (La ley de la resonancia) nos explicó que, tanto nuestra vida personal como nuestra existencia colectiva están controladas por la conexión del interior y el exterior, del espíritu y la materia. «Las funciones bioquímicas de nuestro cuerpo muestran que el ADN no determina nuestra existencia tanto como nuestra manera de pensar y vivir».

Porque, es verdad que nuestro ADN construye nuestro cuerpo, pero nosotros influimos en su estructura de ADN y le fijamos una dirección.

Dado que el ADN lleva el código de nuestro cuerpo, podemos influir consecuentemente en su futuro

Y ello es posible a través de nuestros pensamientos, sentimientos y convicciones. Para muchos de nosotros esto nos parece algo totalmente nuevo. Pero, en realidad, lo sabemos desde hace mucho tiempo.

4. Bruce Lipton se convirtió en pionero de la epigenética gracias a sus conocimientos revolucionarios acerca de la membrana celular. El biólogo celular se considera experto internacional en mediación entre la ciencia y la espiritualidad.

Lo que pienses hoy, serás mañana.
Todo lo que somos es el resultado
de lo que hemos pensado

BUDA

Asimismo, la investigación moderna sobre el cerebro confirma, a través de sus recientes resultados, que existe una interacción intensiva entre nuestros pensamientos, cerebro y cuerpo. Aquí también hace tiempo que se sabe que los pensamientos pueden modificar nuestro cuerpo.

Cuando sufrimos ansiedad, por ejemplo, podemos observar de qué modo se desarrollan las informaciones bioquímicas en cuestión y cómo repercuten en el cuerpo.

Cuando llevas un tiempo en estado de ansiedad la fisiología entera sufre un cambio. Lo sabemos de sobras. Después se desencadenan las enfermedades crónicas, tensiones y muchos otros síntomas corporales.

Pero la investigación moderna sobre el cerebro ha comprobado algo todavía más profundo: durante los estados emocionales prolongados, las conexiones de las células nerviosas implicadas se reorganizan.

Y esto es muy importante. Porque de ahí se forman nuevas clasificaciones en la zona correspondiente del cerebro. Así que el cerebro se reconstruye y envía otras hormonas y neurotransmisores, denominados catecolaminas, y modifica las estructuras y funciones de órganos a través de la secreción de catecolaminas.

Esto significa que el cerebro reacciona, por ejemplo, a nuestras preocupaciones y miedos, a sentimientos de felicidad y euforia, es decir, a todos nuestros sentimientos y convicciones, y hace que nuestro cuerpo se transforme gracias a la secreción de nuevas y diferentes catecolaminas.

Mientras tanto ya se ha comprobado que a través de estas señales se pueden modificar incluso las células. En situaciones de ansiedad y preocupación constante, el cerebro emite el neurotransmisor dopamina y la hormona del estrés, cortisol, entre otras. De este modo, el cerebro es capaz de completar secuencias de ADN enteras o crear nuevos productos génicos copiando segmentos de otras cadenas de ADN.

Nuestro cerebro es capaz de modificar la estructura y las funciones de nuestras células

Y es posible gracias a nuestros pensamientos, sentimientos y convicciones. Una vez han desaparecido los sentimientos de ansiedad y podemos desarrollar prioritariamente otros sentimientos, nuestro cerebro transforma nuestro cuerpo.

Así pues, nuestro cerebro es moldeable y, como veremos más adelante, incluso cambia físicamente, crece o encoge, dependiendo de la complejidad de nuestros pensamientos y convicciones.

- Nuestros pensamientos forman nuestro cerebro.
- Nuestro cerebro forma nuestro cuerpo.
- Cerebro y cuerpo se influyen mutuamente.
- Si empezamos a pensar, a sentir o a percibir las cosas de otro modo y renovamos nuestras convicciones, con ayuda de nuestro cerebro construiremos otro cuerpo que se ajuste exactamente al nuevo modelo que nos habíamos imaginado.

Querido señor Franckh:

Mi madre y yo estamos entusiasmadas con sus libros. En especial, a mí ya se me han cumplido algunos deseos: por ejemplo, me tocó un viaje con todos los gastos pagados y a mis 22 años aún he crecido 2,5 centímetros.

¡Esto es genial!

Saludos y gracias.

Kathrina

Los verdaderos límites sólo existen en nuestra mente. Por lo demás, tenemos ante nosotros un campo de posibilidades ilimitadas. Y lo maravilloso es que, sabiéndolo, ya no dependemos más únicamente de nuestras creencias o de meras suposiciones, ya que está confirmado por la ciencia.

> *«La ciencia sabe desde hace tiempo que los genes reaccionan a señales del cerebro. Estas señales influyen en las células y provocan un cambio en la codificación genética».*
>
> –Bruce Lipton, biólogo celular

> *«Los sentimientos y convicciones modifican la estructura del ADN».*
>
> –Gregg Braden[5]

Con nuestro poder mental y nuestros sentimientos tenemos la posibilidad de realizar todos los cambios en nuestra vida que tanto deseamos.

---

5. Gregg Braden, tras una brillante carrera como geólogo durante la crisis energética de la década de 1970, se convirtió en diseñador de sistemas de defensa en los últimos años de la Guerra Fría. Durante más de 25 años, Gregg ha buscado ideas en monasterios remotos, textos olvidados, etc. Ha publicado sus investigaciones en varias obras, como por ejemplo *La matriz divina: Un puente entre el tiempo, el espacio, las creencias y los milagros.*

Con nuestras nuevas convicciones podemos modificar nuestro ADN, estimular nuestros poderes autocurativos, conseguir un cuerpo delgado y maravilloso y lograr todo lo que nos parece imposible.

Sólo es imposible lo que consideramos que es imposible

Si nuestros pensamientos y convicciones influyen tanto en nuestro cuerpo y en nuestras células, deberíamos utilizar este instrumento tan poderoso. Por ejemplo, ¿qué te parecería si a través de nuestro poder mental influyéramos en nuestro peso corporal? Esto funciona muy bien con afirmaciones, por ejemplo.

Podemos influir en la estructura de nuestro ADN sólo a través de nuestros pensamientos y convicciones

Querido Pierre:

Convencida de que los deseos funcionan, y mediante su aplicación, empecé hace un año y medio a apuntarme siempre y decirme constantemente: «Peso 56 kilos. Mi peso corporal es de 56 kilos». Anotaba mi peso deseado como si ya lo hubiera logrado. El hecho de escribir y pronunciar la cifra del peso deseado, siempre en presente y durante días y semanas, dio resultado. Al cabo de poco tiempo (unas ocho semanas), la báscula marcaba mi peso deseado y así hasta la actualidad. Sólo puedo animar a todo el mundo a escribir y pronunciar a diario estas dos frases continuamente. ¡No supone ningún esfuerzo y detrás de esto no se esconde ningún tipo de dieta, pero sí el verdadero éxito!

Os deseo mucha suerte.

Jana

Utiliza el poder de las afirmaciones

Las afirmaciones son frases formuladas de manera positiva, que se repiten constantemente, como un mantra. Son aceptaciones que refuerzan nuestros objetivos en la vida.

Pero, en realidad, el resultado es mucho mayor. Con afirmaciones construimos de la manera más rápida el campo de resonancia ideal para nuestros deseos y reprogramamos nuestro cerebro con un fin concreto.

Las afirmaciones son órdenes para tu mente y tu ADN

Las afirmaciones que se piensan o se pronuncian una y otra vez van a parar a lo profundo de nuestro subconsciente y modifican nuestra configuración básica por completo, así como nuestra función cerebral.

Y éste es el objetivo más profundo de las afirmaciones. La mente empieza a eliminar programas antiguos y a ordenar programas nuevos, de manera que reemplazamos los actuales patrones negativos y frases que nos hacían daño por convicciones nuevas y positivas.

Lo único importante aquí es que debemos confiar absolutamente en nuestras afirmaciones: las debemos *sentir* a flor de piel. Porque en nuestra vida sólo ocurre aquello que *realmente sentimos y creemos.*

Querido Pierre:

¡Esto es genial! Llevo desde febrero deseando e imaginándome un peso en concreto. Lo sé perfectamente porque me lo escribí en mi libro de los deseos.

Casi cada mañana recitaba el mismo deseo de arriba abajo como un mantra.

Todo empezó en abril, cuando noté que algo estaba cambiando en cuanto al peso.

Estaba adelgazando, tal como yo deseaba. Hasta ahora he perdido seis kilos y estoy a punto de llegar a mi primer objetivo. Estoy loca de alegría. Siempre he creído firmemente que lo conseguiría.

Con todo mi cariño,

Anja

Toda afirmación debería obsequiarte con un sentimiento cálido, agradable y seguro

Si notas que empiezas a sentir miedo o bien no te crees a ti mismo, ves modificando la formulación de tu deseo hasta que la puedas pensar y pronunciar otra vez sin oponer resistencia alguna. Escoge simplemente esas afirmaciones con las que te *sientas* mejor y las que notes que opones menos resistencia. Por ejemplo, la frase «Soy una persona maravillosa» nos puede resultar muy difícil de pronunciar. Quizás hasta ahora hayamos estado demasiado tiempo convencidos de lo contrario y otras personas nos lo recordaban constantemente.

Antes de exigirte demasiado con afirmaciones y provocar una vibración opuesta a causa de dudar de ti mismo, puedes aproximarte a esta frase gradualmente. «Me gusto» o «Cada vez me gusto más» podrían ser afirmaciones con mucha más potencia y que no generan resistencias internas. Me gustaría resaltar la importancia de escoger las palabras adecuadas, porque es justamente en la formulación donde se cometen los fallos más grandes.

¿Y por qué es tan importante formular correctamente el deseo? Simplemente, porque a través de la formulación se producen una serie de sucesos.

El efecto de las afirmaciones

- Nos comunicamos con nuestro cuerpo a través de nuestros pensamientos y convicciones.
- Cada una de las frases afirmativas son como una orden que enviamos a nuestro subconsciente.
- Las frases afirmativas transforman tus antiguas convicciones.
- Tu corazón y tu ADN captan estas nuevas convicciones.
- Tu ADN adapta tu cuerpo según tus convicciones.

Por lo tanto, las frases de deseo o afirmaciones no sólo nos ayudan a focalizar nuestra conciencia hacia un objetivo, sino que también influyen por completo en nuestro ser. Modificamos nuestro pensamiento en dirección a nuestro deseo y lo mandamos a nuestro cuerpo en forma de energía concentrada.

Por supuesto queremos que las convicciones sean correctas. A continuación, exponemos brevemente los consejos básicos que hay que tener en cuenta:

- *Los deseos deben formularse en* presente, jamás en futuro. «Estoy delgado» y no: «*Quiero* estar delgado». Con la primera afirmación creamos un estado de conciencia de *ser* algo, con la segunda, de *querer* algo.

  Porque el deseo de querer estar delgado ya se ha cumplido. Si lo sigues deseando, mañana todavía desearás estar delgado. En cambio, para tu sistema celular la forma en presente «estoy delgado» significa: ahora se transforman todas y cada una de las células de tu cuerpo de acuerdo con la nueva orden.

- *Olvídate de las palabras «no» y «ninguno» cuando deseas.*
  El pensamiento de «no crear» crea lo no deseado porque pensamos en ello con miedo. Por este motivo querer evitar algo no funciona. Atraemos todo lo que queremos evitar a nuestra vida porque le transmitimos energía mediante el pensamiento.

  Los pensamientos formulados de forma negativa atraen justamente aquellos sucesos que queremos evitar. «No quiero estar gordo» significa, traducido para nuestro subconsciente, «quiero estar gordo».

  Porque aunque no lo queramos, primero se forma la imagen de estar gordo en nuestros pensamientos y sentimientos, ya que sólo podemos crear algo, pero crear «algo que no es» resulta imposible.

  Nos tenemos que concentrar en el equivalente positivo. Por eso, a la hora de formular tu deseo, siempre tienes que pensar sólo en tu objetivo. Y no pensar de qué situación te quieres librar.
- *Formula el deseo de forma clara, concisa y precisa.*
  A mayor exactitud a la hora de formular el deseo, más completa será su realización. Cuanto más preciso y conciso seas al expresarte, más obligado te verás a profundizar en lo más esencial del deseo.
- *También es muy importante la emoción* que queremos sentir al conseguir nuestro objetivo.
  También debes formular el sentimiento que quieres alcanzar cuando se cumpla tu deseo. De lo contrario, te podría pasar como a Beate, que me explicó la siguiente historia en un taller en Zúrich:

Pierdo cinco kilos

Mi hija deseó perder cinco kilos. El deseo se cumplió. Incluso con bastante exactitud. Por desgracia.

Al día siguiente mi hija perdió su bolso, que pesaba casi cinco kilos. Pero bueno, no se podía quejar. Su deseo se cumplió rápidamente y bien.

En una de mis conferencias una señora me contó algo realmente increíble:

Desnuda estoy fenomenal

Me explicaba que llevaba tiempo buscando la formulación correcta. «Estoy adelgazando» no le gustaba, ya que quizás adelgazaría y volvería a engordar constantemente. «Estoy flaca» tampoco le gustaba por miedo a quedarse en los huesos.

Finalmente le gustó esta frase: «Desnuda estoy fenomenal. Le gusto a la gente y me siento admirada».

Ésta es la frase que no dejaba de repetir en su pensamiento. Y, efectivamente, pronto se sintió más delgada y cada vez se gustaba más.

Esta nueva sensación tenía que ir acompañada de nuevos vestidos. Por lo que se fue a comprar ropa y se probó muchas prendas. Entre ellas un biquini, naturalmente, que había pensado llevar muy pronto.

Justamente cuando estaba desnuda delante del espejo y se quería poner las braguitas, un hombre cargado de vestidos se quedó enganchado en la cortina y la abrió sin querer. Cuando se apartó había mucha gente observándola en toda su ostensión y pura desnudez.

Su frase se había cumplido. «Desnuda estoy fenomenal. Le gusto a la gente y me siento admirada».

Y ya que estamos hablando de formulaciones incorrectas os contaré otra bonita historia sobre los deseos:

Mi báscula marca 58 kilos

Un deseo aparentemente correcto que Mónica formuló fue: «Mi báscula marca 58 kilos». Éste era el peso que ella quería lograr. También se imaginaba que sería ella la que estaría en la báscula, y no otra persona. Aparentemente todo correcto. O, ¿quizás no? En todo caso, su deseo ya se cumplió al día siguiente: se le cayó una botella de agua en el baño y se estrelló con gran estruendo contra la báscula. ¿Y qué marcaba? 58 kilos. La báscula se rompió y a partir de entonces mostró siempre 58 kilos.

Así se aplican las afirmaciones

- Pronuncia tus afirmaciones silenciosamente en tu mente o recítalas en voz alta y siente en todo momento la confianza que te transmiten.
- Tus afirmaciones no deben presionarte, sino alegrarte. La presión produce contrapresión.
- Relájate y ten plena confianza.
- Siente simplemente el poder y la energía de la realización. De esta manera, cambiarás toda la estructura de tu razonamiento y estarás en mejor consonancia con tu deseo. Te irás afianzando en tu deseo. Te convertirás cada vez más en tu deseo.

Puede que en un principio tus afirmaciones te parezcan raras e incluso opongas resistencia. Es *comprensible.* Tu razón está programada para el sobrepeso. No le gustan estas frases.

No confundas tu verdad más profunda con el parloteo de tu mente

Estamos de camino a tu realidad interior más profunda. Y en este camino haremos cosas que le pueden parecer ridículas, imposibles o incorrectas a tu mente.

Pero no pasa nada. Tampoco hace falta que entiendas las frases. Sólo tienes que sentirlas.

¡Ah!, y hazlo con una sonrisa en la cara, por favor. Cuando sonreímos es imposible tener pensamientos negativos.

Querido Pierre:

Este verano tenía mucha barriga (ya no me cabía ninguno de mis pantalones). No encontré ni una dieta que me ayudara de manera duradera, hasta que «fabriqué» mis propias afirmaciones:«Cada día adelgazo, da igual lo que coma, y de tal manera que sigo estando sana. Tengo un vientre liso y bonito para siempre. Quiero a mi cuerpo».

Funcionó fabulosamente. Pocas semanas después mi vientre era bonito y plano.

Como estudiante de un máster en PNL[6] sabía cómo funcionaba el subconsciente, y tenía claro que las afirmaciones son el camino seguro para adelgazar para siempre. Soy feliz.

Un saludo cordial,

Laura

---

6. Sigla de programación neurolingüística: el objetivo de la PNL es conseguir una comunicación eficaz a través de la reorganización de conexiones entre los nervios y el lenguaje.

Querido Pierre:

Después de leer todos tus libros he estado reflexionando y me he apuntado algunas afirmaciones sobre cosas de mi vida. Sobre el tema de adelgazar he escrito:

«Peso entre 46 y 48 kilos y me siento divinamente con ellos. Siempre estoy súper delgada. Estaré en forma y sana hasta que envejezca. Mi corazón rebosa de alegría. Estoy abierta y preparada para ser hermosa y tener un rostro joven eternamente».

Bien, Pierre, ¿qué quieres que te diga? Efectivamente, hace mucho tiempo que peso 47 kilos. Efectivamente, mido 1,56 metros y estoy súper delgada. Mantengo mi peso sin ninguna dificultad. De igual forma, desde entonces nunca he pesado menos de 47 kilos. Estoy en forma y sana. Mi corazón rebosa de alegría Soy guapa y tengo un aspecto joven.

Un saludo cordial,
Sabine

- La materia surge de la energía y se forma a través de la energía unidireccional.
- Pensemos lo que pensemos, se materializa.
- A la energía le es indiferente qué deseamos. Trabaja como nos esperamos, ya sea a favor o en contra de nosotros.
- Cada célula de nuestro cuerpo absorbe esta energía y se ajusta a ella.
- Nos limitamos a nosotros mismos con nuestros pensamientos.
- Nos limitamos a nosotros mismos con nuestras creencias.
- Nos limitamos a nosotros mismos con órdenes negativas.
- Siempre experimentamos sólo aquello que pensamos.
- Todo es posible si pensamos que lo es.
- Si tú piensas que lo es.
- ¿Piensas que es posible?

Clave 1
Convierte tus deseos en objetivos

Adelgazar es cuestión de tener los objetivos correctos

Claro que podrías empezar ahora mismo con el programa *adelgazar con la mente*. No hay nada más sencillo. Resultaría muy fácil adaptar enseguida las once claves a tu ritmo de vida, pero es mejor que no te precipites. Los proyectos que se empiezan deprisa se abandonan rápidamente por falta de persistencia.

No intentes ganar ninguna guerra relámpago contra los kilos, aunque quieras volverte a poner cuanto antes tu biquini.

El inconveniente de las llamadas dietas milagro es que, a menudo, se pierden unos kilos rápidamente y se mantiene el nuevo peso durante un corto período de tiempo, pero al cabo de un año todo vuelve a ser como antes. El efecto yoyó al que tanta gente teme no siempre aparece enseguida.

Por lo tanto, nuestro objetivo no es adelgazar tan rápido como se pueda, sino conseguir nuestra figura soñada con facilidad y mantenerla para siempre.

Hola Pierre:

Estoy totalmente impresionada de lo fácil que es adelgazar mediante los pensamientos... he perdido nueve kilos en seis meses. De esto hace dos años, cuando estuve en tu seminario. Y he mantenido el mismo peso hasta hoy... Desde el momento en que me decidí a hacerlo, todo fue muy fácil.

¡Gracias!

Doris

Doris ha dicho algo muy importante: *desde el momento en que se decidió a hacerlo*, todo fue muy fácil.

La decisión convierte nuestro deseo en voluntad

¿Por qué es tan importante la voluntad?

La voluntad nos ayuda a convertir los propósitos en hechos y lleva nuestros deseos a la realidad.

Todos conocemos el dicho: «querer es poder». En la voluntad se esconde poder y energía, pero lo más importante es que hay un objetivo. Y éste dirige nuestra conciencia para realizar unas actividades concretas.

De este modo nos activamos.

Querido Pierre:

La báscula marcaba un «peso de combate» de 113 kilos, he adelgazado casi 30 kilos en los últimos años y estoy en el proceso de adelgazar 10 kilos más.

Lo más importante para mí fue la voluntad de atacar y hacerlo por mí y no por mi entorno. La fe inquebrantable en mí misma de que podía conseguirlo de una vez por todas fue el primer y decisivo paso para adelgazar.

Cuando tomé esta decisión enseguida me encontré mucho mejor, me sentía libre, por así decirlo.

Todo aquel a quien le explico esto me dice sorprendido: «Caramba, 30 kilos, es genial», pero, ¿sabes qué? Para mí «sólo» es un número, porque sigo siendo la misma persona, aunque seguramente más consciente.

Lo más importante para mí fue que nunca dudé de esa decisión y sabía que lo conseguiría, porque bien hay otros que lo han conseguido antes que yo y otros que lo conseguirán.

Espero que estas líneas motiven a otras personas y despierten la fe en ellas mismas. «Porque los sueños son las bases de la realidad», y así es.

Saludos cordiales,

Anett

Todo resulta más fácil cuando nos decidimos porque a través de nuestra decisión, nuestros deseos obtienen voluntad. Y con ello, están enfocados a un objetivo.

La decisión, pues, convierte nuestros deseos en objetivos

Sólo cuando nos decidimos es cuando tenemos un objetivo claro ante nuestros ojos. Entonces estamos realmente bien encaminados. Mientras le demos muchas vueltas o vacilemos, nuestra energía permanecerá difusa.

Pero, en cambio, si nos fijamos unos objetivos claros el cerebro produce dopamina. El neurotransmisor dopamina se denomina «hormona de la felicidad» en lenguaje popular. Ejerce una gran influencia sobre nuestra psique, tanto positiva como negativamente. La dopamina aumenta nuestro bienestar. Nos *motiva y recompensa* con sentimientos de alegría y controla de esta manera nuestro deseo.

Por eso los objetivos también nos obsequian con una correspondiente porción de motivación a la cual nos conectamos positivamente a través de la ilusión. Se crea pasión, diversión y disposición para ponerse «manos a la obra» con los objetivos que nos hemos establecido nosotros mismos.

Si tenemos unos objetivos claros en mente los obstáculos son perfectamente superables

Así que, antes de empezar, hay que tomar una decisión y establecer unos objetivos, porque si queremos llegar necesitamos unos puntos de orientación. De lo contrario, sólo querremos huir y no ser como ahora. Y si sólo queremos huir, echamos a correr sin saber hacia dónde.

El que no conoce su objetivo tampoco lo puede conseguir

Si queremos adelgazar, nuestro objetivo no puede ser comer menos o seguir un riguroso plan de entrenamiento, porque, seguramente, no lo mantendremos durante mucho tiempo. En lugar de esto, hay que construir una fuerza y un poder mental que tenga efecto a largo plazo.

Unas investigaciones sobre las condiciones del rendimiento de los atletas muestran claramente la diferencia entre personas que obtienen un bajo rendimiento y personas con alto rendimiento: tener unos objetivos claros y definidos. Quizás te venga a la cabeza la imagen en la que los jugadores de un equipo forman un círculo, se motivan mutuamente y gritan todos a una: «¡La victoria es nuestra!».

Esta convicción influirá más que cualquier otra cosa en tu objetivo. Esta decisión te hace saber que «¡la victoria es tuya!».

Pero todo equipo sabe *qué* quiere conseguir. Todo atleta tiene un objetivo claro en mente.

Fíjate pequeños objetivos que puedas ampliar paso a paso

Si el objetivo es demasiado ilusorio o ambicioso, ya podemos tirar la toalla a medio camino.

Es preferible ir determinando etapas más cortas que nos enseñen que, efectivamente, podemos conseguirlo todo.

Aunque quieras adelgazar más de dos o tres kilos, fíjate pequeños objetivos. Muchos éxitos pequeños son un potente impulso de motivación. Y estos pequeños objetivos pronto se convertirán en un gran maratón.

Pierre:

Imagínate: vuelvo a llevar la misma talla que hace 12 años. Los vestidos están pasados de moda pero yo no. Ja ja. Vuelvo a ser moderna.

Hoy me he comprado un vestido nuevo y he disfrutado de cada segundo de compra. Ése vestido era mi objetivo. Lo escogí hace un año. Quería caber en ese vestido. Es un vestido de la misma talla (no te rías) que mi vestido de boda de hace 12 años.

Como dices siempre: «Se necesita un objetivo». Dirigí toda mi ilusión a este objetivo y ha funcionado.

Simplemente, gracias.

Bárbara

Con el principio de *adelgazar con la mente* conseguirás tu peso ideal, Pero para que se cumpla el deseo hay que tomar antes la decisión. Cuando nos hayamos decidido *por* algo, podemos seguir el camino escogido.

Yo mismo perdí 10 kilos en tres meses. Fue fácil y sencillo, como un juego. Empecé el 22 de diciembre. Es decir, en una época muy mala. Dos días antes de Navidad. Una época de galletas, dulces y platos a rebosar.

¡Y aun así funcionó!

¿Por qué? Pues porque tomé la decisión. Sólo fue difícil hasta el momento de tomar la decisión. Entonces todo funcionó como por sí solo.

Ejercicio

- Cómprate un calendario o un diario pequeño en el que escribas los pactos contigo mismo, por ejemplo: «Hoy pacto conmigo mismo que...».
- Describe tus objetivos lo más clara y exactamente posible. ¿Cuántos kilos quieres adelgazar? ¿En qué vestido o pantalones quieres caber?
- Pero tampoco te propongas demasiadas cosas. Transforma tus objetivos en pequeñas etapas realizables.
- Cuando logres tus primeros objetivos podrás fijarte unos nuevos. Avanzamos de etapa en etapa hasta llegar a nuestro peso soñado.
- Escribe tus objetivos en pequeñas fichas y llévalas siempre contigo.
- El momento de la decisión es esencial. Es un momento crucial en tu vida.
- Puede ser tu propio ritual.

Encuentra el momento adecuado

Una vez hayas tomado la decisión, pacta una fecha contigo mismo en la que quieras empezar.

Escribe esa fecha en tu calendario. A partir de ahora, ésa será la fecha más importante.

No importa si empiezas hoy, mañana o la semana que viene. Esa fecha es el primer paso para conseguir tu peso soñado. Sin ese primer paso no puede comenzar nada.

Empezaremos a adelgazar cuando pasemos del simple deseo a la acción. Da igual cuándo empieces, lo importante es la decisión, la acción, la iniciativa, el *¡allá vamos!*

Afirmaciones

- A partir de ahora me permito estar delgado.
- Estoy cariñosamente conectado con mi objetivo.
- Sonrío cuando pienso que estaré delgado.
- Estoy abierto y preparado para cambiar mi vida.
- Cada momento de mi vida es nuevo y maravilloso.
- Estoy abierto y preparado para estar delgado.

Clave 2
Sé consciente de lo que comes

Pon la mente de tu parte

A veces te pediré que hagas ciertas cosas que tu mente considere ridículas porque le resultan banales o estúpidas.

No te extrañe que tu mente rechace ciertas cosas, porque son nuevas para ella, es decir, no corresponden a sus convicciones. Las rechaza de una manera muy hábil. Al fin y al cabo, sabe cómo convencerte. Y lo hace tachando estas cosas de absurdas, ridiculizándolas suavemente, o haciéndote creer que, de todos modos, no tendría sentido. Dado que no puede recurrir a otra cosa, tu mente juzga por la experiencia que tiene hasta ahora.

Cuando queremos adelgazar siempre hay alguien a nuestro lado que no para de entrometerse en todo. Este «alguien» pone en duda nuestro éxito o nuestra capacidad de resistir, lo ridiculiza todo, lo cuestiona todo y, tarde o temprano, nos acaba convenciendo de lo absurdos que son nuestros proyectos. Y cuando algún día le damos la razón y, en efecto, tiramos la toalla, nos dice orgulloso que ya lo sabía desde un principio.

Todos conocemos a ese «alguien» del que os hablo: es nuestra mente.

La mente puede ser nuestro peor enemigo o nuestro mayor impulsor

Depende de cómo lo hayamos programado. Si cargamos con demasiado peso podemos dar por hecho que nuestra mente activará un programa que nos dificultará adelgazar.

Por favor, ten paciencia con tu mente, ya que al principio estará confusa. Concédele algo de tiempo para que se adapte al cambio: no lo sabe hacer mejor. Incluso intentará evitar cada intento que hagas de perder peso. Te demostrará que no es sano, ni factible y que es peligroso adelgazar de esa manera. Te mostrará todos los argumentos para convencerte de que ya estás bien como estás.

Al principio, cuando adelgazamos, nuestra mente no nos resulta muy útil. Al contrario, empieza enfrentándose a nosotros.

Al principio nuestra mente no está preparada para asumir esta responsabilidad

Pero si queremos abandonar hábitos antiguos y renovar nuestra vida, de vez en cuando tendremos que convencer a nuestra mente, venciéndola con sus propios medios y regalándole nuevas experiencias. Ésa es la manera más rápida de aprender que tiene nuestra mente porque las experiencias nuevas y positivas la confunden. Es algo que ella desconoce pero que parece funcionar bien. Así es cómo se adapta a la novedad y se crea un nuevo concepto.

¡La mente tiene una enorme capacidad para aprender!

Y, como a la mente le gusta tener razón, transmite rápidamente el nuevo concepto como idea propia y te va a querer convencer de ello.

Justamente ahí es donde queremos tener a nuestra mente. De nuestro lado, apoyándonos. Porque, entonces, la mente se prepara de manera totalmente independiente para nosotros y para nuestro peso soñado.

Pero hasta que la mente no esté preparada debemos utilizar algunos trucos.

Comoquiera que reaccione tu mente a los ejercicios de este libro, lo importante es que realmente los lleves a cabo ya que la mente utiliza los mismos trucos. A veces se convierte en un cariñoso consejero y te dice: «Léetelo primero. Con esto ya bastará». No escuches a tu mente.

Tu mente no es un compañero fiable para adelgazar. Si lo fuera, habrías conseguido hace tiempo tu peso soñado

Si no conseguimos poner la mente de nuestra parte, puede que empecemos con más ímpetu e impulso, pero enseguida nos va a faltar la resistencia necesaria. Aun así, perder peso es más fácil de lo que pensamos. De hecho, ya estamos en el proceso aunque tu mente no se lo crea.

Quizás ni tú mismo te lo creas.

Pero es verdad.

Querido Pierre:

Es increíble. Sé que ya nos lo dijiste, pero aun así sigo sorprendida. Qué fácil, qué rápido. Y por lo visto no hice nada. Todavía no sé cómo, pero ha funcionado.

¡Estoy volando, querido Pierre, estoy volando!

Gracias,
Gerit

Apunta todo lo que comes

En las próximas dos semanas nuestros hábitos no van a cambiar. Todo permanecerá igual, lo único que haremos será apuntar.

Aquí no desempeña ningún papel el momento en que lo hagas. Puedes hacerlo después de cada comida o por la noche, antes de acostarte o cuando pases revista a tu día. Hazlo cuando te vaya mejor.

Lo puedes escribir en un librito, en un bloc de notas o bien en tu móvil.

¡Lo único que importa es que lo hagas!

Escribe la fecha correspondiente en la parte superior de la página. Luego apunta todo lo que hayas tomado durante ese día. Puede ser completamente al azar, según en el orden que lo recuerdes.

Lo importante es que te acuerdes absolutamente de todo. A veces te puede ayudar imaginarte la jornada en el orden exacto en que ha transcurrido. De este modo, hay más probabilidades de acordarse de todas la cosas.

Ahora es esencial que no valores nada de eso. No importa si piensas que has comido demasiado o que has comido lo incorrecto. Del mismo modo que no importa si te ha gustado ni si has devorado tres tabletas de chocolate sin darte cuenta.

Por favor, no opines sobre nada de eso.

Sólo apuntamos, no valoramos. Lo que comemos no es ni bueno ni malo. Únicamente apuntamos todo lo que hemos ingerido durante el día.

Naturalmente, puede ser que la lista sea muy larga, incluso más larga de lo que te imaginas. De hecho, estoy casi seguro que eso es lo que va a ocurrir.

Pero intenta no sentirte mal por ello. Sintiéndose culpable no se ayuda a nadie. Si bajamos la cabeza o nos sentimos mal, lo único que querremos es volvernos a consolar, y la tableta de chocolate será de nuevo nuestra solución. Comer nos hace sentir bien, pero por desgracia este sentimiento no dura mucho.

Así que, por favor, no caigas en la trampa de las valoraciones: sólo observa.

Y, por favor, tampoco intentes cambiar tus hábitos tan pronto.

Observa desde fuera tu comportamiento al comer y simplemente apúntalo todo

Sólo con esto ya es más que suficiente. No hay que hacer nada más. Seguramente al instante se te pase algo curioso por la cabeza: no nos damos cuenta de la mayoría de cosas que comemos y bebemos al día.

Comer nos proporciona una especie de satisfacción, pero estamos tan acostumbrados a ello que lo olvidamos en el acto.

A veces estaremos tumbados en la cama dándole vueltas a lo que hemos tomado durante el día y se nos irán ocurriendo más cosas porque no hemos prestado atención a todo lo que comíamos a lo largo del día.

Además, si le pedimos ayuda a nuestra pareja, seguramente se le ocurra algo en lo que ya ni pensábamos. Esto no debe sorprenderte, porque...

La mayor parte de lo que comemos y bebemos durante el día lo consumimos inconscientemente

Cuando yo empecé a apuntar todo lo que tomaba, Michaela siempre encontraba *algo más* de lo que me había engullido sin darme cuenta. En la calle, en la oficina, delante del ordenador, ante de la ventana o incluso justo antes de lavarme los dientes.

Este pequeño ejercicio es muy interesante. Pero sobre todo está bien porque te cambia la mentalidad. Aunque nosotros mismos no hagamos unos grandes cambios, sí que hay algo en nuestro interior que cambia. Se le exige a la mente que tenga percepción para que seamos conscientes otra vez de lo que realmente comemos.

Volvemos a tomar conciencia de nuestra alimentación

A los catorce días empezarás a notar algún cambio en tu comportamiento a la hora de comer. Y es que tu mente ya está graduada para registrar lo que suministras a tu cuerpo cada día. Así que mientras comes, ella ya va construyendo tu lista. Es como si le hubiéramos ordenado que nos controlara.

Y como la mente siempre quiere realizar muy bien sus tareas, registra cada pequeño detalle en cuestión de segundos.

Hemos despertado una nueva percepción dentro de nosotros.

Cuando te encuentres sentado en la sala de reuniones con una bolsa de chucherías y te estés comiendo tu chocolatina ya no ocurrirá de manera inconsciente. Y cuando vayas a por la segunda chocolatina tu mente hará un segundo tachón en su lista.

De manera que volveremos a tomar conciencia de nuestra alimentación. Y, gracias a esto, todo va a cambiar.

Los iniciadores del Registro Nacional de Control de Peso[7] llevaron a cabo un amplio estudio: más de 4.000 personas que habían adelgazado hasta 30 kilos de media y que podían mantener el nuevo peso durante mucho tiempo fueron encuestadas para saber los motivos de su éxito y sus hábitos alimenticios. Los resultados indicaban que el 44 % habían anotado el consumo de alimentos y de este modo habían podido controlar su comportamiento a la hora de comer.

Sólo tenemos influencia sobre las cosas de las que somos conscientes

Querido Pierre:

Necesitaba escribirte porque estoy contentísima.

Asistí a tu seminario en Hamburgo, donde dijiste que debíamos anotar lo que comiéramos. Me pareció divertido. De hecho, demasiado fácil. ¿Qué me va a cambiar a mí esto?, pensé. Pues

7. The National Weight Control Registry Brown Medical School / The Miriam Hospital Weight Control & Diabetes Research Center, 196 Richmond Street, Providence, RI 02903.

sí algo cambió. Mi báscula muestra 12 kilos menos. Y sólo medio año más tarde.

Me compré una bonita agenda y lo anoto todo al momento, porque ahora voy a por otros 12 kilos.

No hago más que sonreír,

Dorle

Ejercicio

- No cambies nada de tus hábitos.
- Come siempre lo que quieras.
- No te pongas límites.
- Apunta todo lo que tomes.
- Acuérdate de cada pequeño detalle y anótalo.
- No te enjuicies.

Afirmaciones

- ❖ Soy consciente de todo lo que como.
- ❖ Yo controlo el hambre, y no él a mí.
- ❖ Tengo los medios para alimentarme de una forma adecuada.

Clave 3
Transforma tus convicciones antiguas y negativas

Si las convicciones no son positivas y correctas todo permanece igual

Mientras nuestra lista va creciendo con todo lo que ingerimos durante el día, preguntémonos por qué hay tantas personas a quienes les parece imposible adelgazar.

La respuesta a esta pregunta está estrechamente relacionada con nuestras convicciones.

Cuando nuestro deseo de tener un cuerpo delgado o la figura soñada no se cumple, a menudo surge un segundo deseo inconsciente, más fuerte que el primero. Este segundo deseo actúa con seguridad en contra del primero, y lo hace de manera duradera y con mucha más fuerza. El segundo deseo, opuesto al primero, frecuentemente se disfraza en forma de duda o de otra convicción firme.

Y lo más curioso de todo esto es que:

La mayoría de las convicciones inconscientes no son nuestras

Muchas veces las convicciones provienen de nuestros padres, abuelos o hermanos. A veces incluso de nuestros profesores, amigos y conocidos. Y tampoco es de extrañar que provengan de nuestro párroco, de la gente de la guardería, del colegio, etc. Son sus opiniones sobre nosotros. En realidad, todos y cada uno de los que, de alguna manera, han desempeñado un papel decisivo en nuestra vida han influido en nuestras creencias. Hace mucho, mucho tiempo, cuando vinimos al mundo y, naturalmente, mucho antes de que empezáramos a pensar, ya nos habían enseñado quiénes somos y cómo influimos en los demás.[8]

También aprendimos a valorarnos y a condenarnos. Lo que hoy nos condena se basa mayoritariamente en la opinión de nuestros padres, conocidos, profesores y amigos. Sus opiniones nos juzgaron en su día y ahora intentamos vivir con ellas.

Todavía hoy nos seguimos valorando del mismo modo que lo hicieron nuestros padres

Todo lo que nos dijeron en nuestra infancia nuestros padres u otras personas de referencia, nos ha quedado grabado en el subconsciente. Todas las opiniones sobre nosotros que nos repitieron infinitas veces, algún día se convirtieron en nuestra realidad.

---

8. En este capítulo encontramos algunos fragmentos de *Das Gesetz der Resonanz* (*La ley de la resonancia*), Pierre Franckh. Para más información, consultar esta fuente.

De esta manera se generaron casi todas nuestras creencias. Todo lo que hoy pensamos a cerca de nosotros tiene un origen. Y casi siempre proviene de muy atrás.

A todos nos suenan frases como: «Estás demasiado gordo. Comes como un cerdo. Eres un glotón. Tienes que dejar el plato limpio». O bien: «Soy bastante feo. Esto no me queda bien. De todos modos, no hay remedio. Ya no creo que lo consiga. No estoy delgado y punto. ¿Quién me va a querer? Los otros son mejores que nosotros, más listos y rápidos».

Si pensamos algo parecido a esto deberíamos preguntarnos quién nos ha ido inculcando estas frases desde un principio, hasta que las hemos aceptado como realidad.

Quizás cuando éramos pequeños descubrimos que no éramos bienvenidos y por ello, al parecer, no éramos dignos de ser queridos. Esta herida se ha grabado profundamente en la conciencia del niño que fuimos. De hecho, sólo tenía esa experiencia porque no conocía otra realidad.

Sólo sabía que, tal como era él, no le iban a querer. En algún momento se convenció de que eso tenía que ser la verdad, que todo era culpa suya y que él no era digno de ser querido. Y llegó un momento en el que ya no se quería a sí mismo.

Ahora su comportamiento se ha adaptado a eso. Ese niño empezó a no quererse a sí mismo tanto en la infancia como en la adolescencia y en la pubertad. En el colegio se desarrollaron los siguientes roles: el bromista, el inteligente, el guay, el misterioso, el rebelde o el difícil. Por lo menos con estos roles, te aceptaban. Pero, aun así, muy en el interior, el niño que fuiste se sentía cada vez más rechazado.

Algunas personas incluso engordan para autoconvencerse de que no pueden ser encantadoras

Ahora tenemos más que olvidado el origen de todo esto, pero no el tema.

También yo he permitido que es tipo de frases se convirtieran en mi realidad. La primera frase que me dijo mi madre cuando me tenía en brazos recién nacido permaneció en mi pensamiento durante muchas décadas. Acababa de llegar al mundo y me recibió (más adelante me lo confesó avergonzada) con las siguientes palabras: «No eres precisamente el más guapo».

Esta frase se convirtió en mi realidad durante muchos años y me causó un gran complejo de inferioridad. Mi madre seguramente no lo había dicho con mala intención pero, aun así, esa opinión me marcó. Se convirtió en mi realidad. Más tarde, cuando otras personas aseguraban que me encontraban atractivo, sexy o guapo no les creía. Si, por el contrario, alguien confirmaba mi opinión de que yo era un tipo con carácter, porque, al fin y al cabo, no soy guapo, me aferraba incondicionalmente a esa opinión.

Claro que deseaba de todo corazón ser sexy y guapo, pero mi convicción interior era otra totalmente diferente.

A menudo, los pensamientos conscientes y las convicciones del subconsciente son muy diferentes o incluso contradictorios

Esto significa que, probablemente, dichos pensamientos contradicen lo que deseamos en esta vida. Seguramente se contradicen con lo que deseamos para nosotros, porque si tuviéramos una convicción inconsciente positiva todo sería diferente. Además, nuestra orientación consciente es mínima, en comparación con la orientación inconsciente.

Nuestra conciencia está activa en sólo un 5 %. Las convicciones de nuestro subconsciente dirigen nuestra vida en un 95 %

Por muy extraño que parezca, nuestra vida está dirigida preferentemente por nuestro subconsciente. Allí es donde funcionan todos los programas que nos dirigen. Y dichos programas se formaron, en su mayor parte, durante nuestra infancia. Grabábamos todas las opiniones y los juicios de los demás y adaptábamos nuestro comportamiento a los mismos. Aunque no fuera agradable para nosotros o no nos gustara realmente, inconscientemente, esto marcaba nuestra existencia. Lo interiorizamos todo hasta tal punto que nos convertimos poco a poco en otra persona. Nos acabamos asimilando a lo que decían sobre nosotros y fingimos a la perfección ser como ellos nos hacían creer que éramos. Ahora ya hemos olvidado que un día fuimos diferentes.

Todavía hoy permanecemos en el mismo sitio donde nos encasillaron nuestros padres

Desde entonces limitamos nuestra percepción a las cosas en las que creemos. Y, dado que para nosotros sólo es real lo que percibimos, nos sentimos reforzados en nuestra creencia.

La palabra «percepción» significa: «percibo ciertas cosas como realidad». De modo que, de todas las posibilidades, yo extraigo *mi* realidad. Mi filtro personal es el que determina mi realidad.

En nuestra infancia interiorizamos tanto todas esas opiniones, que todavía hoy nos recitamos aquellos juicios sobre nosotros mismos. Pensamos que somos malos, inferiores, feos, vagos, indecentes, poco importantes, ridículos o que vestimos mal.

Cuando cometemos un pequeño «error» nos castigamos como lo hacían nuestros padres. Nos condenamos y rechazamos cada parte de nuestra personalidad del mismo modo que nos enseñaron a hacerlo en nuestra infancia y juventud.

Especialmente durante la pubertad, las hormonas se desataban como locas en nuestro organismo y los compañeros se provocaban mutuamente con los peores insultos, recreándose en la víctima. Nos observábamos desde fuera y de repente nuestro cuerpo ya no nos gustaba: los brazos eran demasiado largos, las piernas demasiado cortas, los pechos demasiado pequeños o demasiado grandes, la pelvis demasiado ancha y el tronco demasiado largo.

La mayoría de nuestros complejos de inferioridad surgieron hace tiempo, pero todavía hoy siguen siendo válidos.

Incluso los apodos «bien intencionados» de nuestros seres queridos pueden afectarnos muy negativamente: «mi gordinflón, mi regordete, mi tocinito», etc. Nuestra mente y nuestro sistema celular reaccionaban a esas palabras, que se acabaron convirtiendo en creencias y se manifestaron como convicción. De manera que llegó un momento en el que estábamos convencidos de ser así: gordos, feos, desagradables, aburridos, lentos. Y cada vez más nos transformábamos en esa persona.

Nuestros comportamientos son mayoritariamente inconscientes y fueron programados por otras personas

Así que, si no eres tal como te gustaría ser, deberías preguntarte si tus propias convicciones inconscientes te están saboteando.

Si es así, no hay dieta que te pueda ayudar, ni dietas disociadas, ni dietas absolutas ni curas de adelgazamiento. Mientras tus programas inconscientes funcionen de otro modo que tus deseos, habrás perdido la batalla.

El programa inconsciente, es decir, la verdadera opinión que tenemos sobre nosotros mismos, se impondrá constantemente

Mientras pienses que eres gordo, feo o desagradable estarás persiguiendo ese estado inconscientemente.

Ya te puedes mortificar, pasar hambre y machacar, hacer todo lo que quieras, que todo tu interior sólo está esperando el momento en el que consigas el estado que corresponde a tu convicción.

Aunque también podemos abandonar este bucle de convicciones negativas y convertirnos en la persona que queremos ser, incluso antes de lo que esperamos.

Querido Pierre:

Asistí a tu seminario en Frankfurt. Me preguntaba qué podría extraer de importante en un seminario de ese tipo. Todos transformamos nuestros patrones antiguos. No todos, ¡yo! Convertí mis antiguas creencias en algo positivo. La experiencia fue una pasada. Era como si alguien me hubiera encendido la luz interior.

Todos me preguntaban si me había enamorado, pues sí, de mí misma. Desde entonces he adelgazado ocho kilos. Y no he hecho nada de nada. He comido como siempre. Y aun así todo ha cambiado. Claro, yo he cambiado. Repito, estoy enamorada de mí misma.

Gracias. Gracias.

Simone

Transforma tus convicciones antiguas

Los conocimientos de la investigación cerebral nos volverán a servir de ayuda. Nos muestran que, si hacemos o pensamos algo nuevo durante un tiempo, nuestro cerebro posee la capacidad de cambiar por completo sus conexiones y formar nuevas interconexiones de células nerviosas (neuronas).

Nuestro cerebro reacciona a nuestros pensamientos y, en función de eso, desarrolla sus áreas

Las zonas de pensamientos positivos o negativos se encuentran en diferentes regiones de nuestro cerebro.

En el lóbulo frontal derecho del cerebro, que se encuentra encima de la sien, podemos encontrar el área donde se producen todos los pensamientos, sentimientos y convicciones negativas. En el lóbulo frontal izquierdo del cerebro, es decir, justamente en el lado opuesto, se halla el centro de nuestros pensamientos positivos.

Estos dos centros tienen diferentes tamaños, dependiendo de cómo estemos acostumbrados a pensar sobre nosotros mismos.

Si a menudo pensamos sobre nosotros mismos en negativo, tendremos el lóbulo frontal derecho muy desarrollado.

Pero si somos más bien optimistas y nos gusta pensar en positivo sobre nosotros y el resto del mundo, el área del lado izquierdo será más grande y fuerte.

De manera que nuestro cerebro siempre se adapta a lo que hacemos y pensamos, y en consecuencia el tamaño de las áreas que lo forman crece según la necesidad. En la investigación cerebral esto se denomina *plasticidad cerebral.*

Es anatómicamente demostrable que el cerebro crece dependiendo de la zona que utilicemos con más frecuencia

Gracias a las imágenes por resonancia magnética, la medicina puede medir exactamente cuál de nuestras áreas cerebrales está más desarrollada, mejor dicho, cuáles desarrollamos nosotros en el pasado.

Si refunfuñamos, nos enfadamos, nos peleamos, nos insultamos a nosotros mismos, o nos echamos la culpa, crecerá la zona derecha de nuestro cerebro y rápidamente nos empezará a bombardear por sí solo con pensamientos negativos, de manera que favorecerá las cadenas automáticas de pensamientos que van en esa dirección.

Mientras tanto, el área izquierda de pensamientos positivos se vuelve cada vez más pequeña y atrofiada. De modo que ya no tendremos tantos pensamientos positivos sobre nosotros y sobre otras personas.

En cambio, si pensamos prioritariamente en positivo, nos elogiamos, estamos orgullosos de nosotros, decimos cosas bonitas sobre nosotros y sobre los demás, la zona izquierda crecerá y nuestro modo de pensar se adaptará a ello.

De esta forma, percibiremos nuestra existencia de manera cada vez más positiva y nuestra vida se ajustará a ella.

Querer utilizar y desarrollar una u otra área de nuestro cerebro está en nuestras manos

Lo más fascinante de todo es que, en cualquier momento, podemos crear una nueva realidad para nuestra vida.

Así que, si ejercitamos durante un tiempo nuestras áreas cerebrales desaprovechadas mediante de nuevas maneras de pensar, puede que en un futuro nuestras experiencias transcurran de un modo totalmente diferente. Eliminaremos antiguos programas del cerebro y diseñaremos programas nuevos.

Empezamos, pues, a transformar nuestras creencias negativas en positivas y las pensamos y pronunciamos una y otra vez, de modo que, en poco tiempo, los nuevos pensamientos o convicciones se convertirán en una realidad firme para nuestro cerebro y también para nosotros mismos.

- A través de nuestra nueva manera de pensar y nuestros actos, podemos activar nuevas células nerviosas cerebrales.
- Gracias a los nuevos hábitos, como por ejemplo la práctica de los ejercicios que os proponemos en este libro, podemos activar nuevas células nerviosas del cerebro.
- Las funciones neuronales se pueden transformar y se pueden crear otras interconexiones, mientras que las zonas que no utilizamos, por ejemplo las que tienen que ver con nuestras dudas y pensamientos negativos, se vuelven cada vez más pequeñas e insignificantes.
- Podemos reorganizar por completo nuestra vida.

- Incluso nuestras convicciones pueden cambiar si durante cierto tiempo enfocamos nuestro pensamiento hacia una la dirección deseada.

Si transformamos nuestras convicciones nos cambiará la vida. No obstante, nuestro cerebro precisa algo de tiempo para el cambio. Evidentemente, todo nuevo aprendizaje requiere un tiempo.

Sobre todo, si queremos retener información nueva, la tenemos que repetir con un objetivo determinado. Éste es un proceso de aprendizaje que sólo se manifiesta en el cerebro a base de la repetición frecuente.

Por eso es tan importante que durante un cierto tiempo repitamos una y otra vez los ejercicios de este libro.

Si somos consecuentes con las nuevas y deseadas convicciones nos podremos deshacer de antiguos e indeseados patrones

Según los neurólogos, se ha comprobado que nuestro cerebro puede *olvidar* por completo las convicciones antiguas. Esto significa que somos capaces de eliminar completamente todas las convicciones negativas acerca de nosotros, que hace tantos años que arrastramos, y sustituirlas por convicciones nuevas y positivas. En cualquier momento podemos transformar nuestro concepto de vida de manera voluntaria y consciente. Sólo precisamos algo de tiempo, paciencia y constante repetición de los objetivos fijados. Entonces, nuestro cerebro creará nuevas interconexiones.

Por muy mal que pienses sobre ti, no te preocupes, existe una salida.

Puede resultar muy útil anotar las creencias antiguas que están reprimidas en el subconsciente para poderlas transformar:

Ejercicio

- Apunta lo que piensas sobre ti.
- Anota las frases que te dijeron cuando eras un niño, es decir, todos esos recuerdos negativos. Todas las frases horribles, humillantes y horrorosas que tuviste que escuchar de niño: «¡No sabes! ¡Yo lo hago mejor que tú ¡Eres demasiado tonto para esto! ¡Eres estúpido! Con ese aspecto nunca vas a encontrar pareja».
- Cuanto más sincero y natural seas, cuanto más enfurecido o triste estés, más cosas saldrán a la luz.
- Intenta no ponerte barreras o ser amable y simpático contigo mismo. No valores tus opiniones con respecto a ti. Simplemente sé sincero. Sé todo lo que no te has atrevido a ser con los demás.

Al principio quizás te resulte un poco difícil. Pero, en cuanto empieces, todo saldrá solo. Primero se te ocurrirán frases modestas, pero poco a poco irán cogiendo fuerza. También aparecerán emociones, y de repente descubrirás que realmente tienes una opinión muy clara, o incluso destructora, sobre ti mismo.

Es muy probable que te pongas a la defensiva. Es muy normal que opongas resistencia. A nadie le gusta pensar mal de sí mismo. Es doloroso haber tenido que oír tales cosas sobre uno mismo.

Ya sólo el hecho de apuntar esas frases, salen a la luz cosas que estaban perdonadas, cosas que pensábamos que estaban más que olvidadas. Pero, si nos fijamos con más detalle, nos daremos cuenta de que son exactamente esas frases las que siguen influyendo en nuestro interior. Dado que seguimos convencidos, a veces de manera totalmente inconsciente, de que las afirmaciones desconsideradas de nuestros padres o educadores son verdad, volvemos a reconocer una y otra vez la (supuesta) insuficiencia en nuestra vida.

Pero ahora que ya somos conscientes podemos influir en esas valoraciones.

Ejercicio

- Durante los próximos días no te separes de la lista. Préstale atención. Entra en contacto con lo que piensas verdaderamente sobre ti. Cuanto más rato le dediques a esta práctica, más recordarás las opiniones y los juicios que hace tiempo que están enterrados en tu subconsciente.

Cuando tu lista ya sea lo bastante larga, da el siguiente paso:

- Escoge cada vez una de las opiniones que tienes sobre ti.
- Cierra los ojos y repite esta pregunta: «¿Quién dice eso?».
- Si haces esto durante un rato, te vas a sorprender de la cantidad de imágenes que te vendrán a la cabeza, que llevaban mucho tiempo olvidadas.

Seguramente averiguarás que muchas de tus convicciones no son tuyas, sino que provienen de tu padre o de tu madre. Quizás son frases que te repitieron una y otra vez.

Desde nuestra infancia pensamos que estas creencias son ciertas

Ahora podemos salir de esa espiral. Si acabamos reconociendo que sólo es una convicción que hemos asumido y no la única realidad válida, cambiaremos la actitud hacia nosotros mismos.

Nos miraremos con otros ojos. Empezaremos a dudar de nuestra propia opinión, lo que es positivo porque las instrucciones negativas perderán fuerza.

Podemos entender que no se referían a nosotros. En nuestra infancia no se nos reconoció por nuestra creatividad, curiosidad, vitalidad ni por el potencial que llevábamos dentro. La persona que nos dijo esas frases seguramente no se refería a nosotros personalmente, sino que estaba atrapada en diferentes patrones o simplemente se refería a sí misma.

Cuando abramos los ojos nos parecerá mucho más fácil distanciarnos de esas frases.

Quizás la persona que nos enjuiciaba de ese modo tenía algún problema, trabajaba demasiado, era impaciente, estaba en crisis con la pareja, tenía dificultades económicas o se veía completamente abrumada por la situación. Fueran los motivos que fueran, generalmente esos juicios negativos no tenían que ver con nosotros.

Por eso queremos dar el siguiente paso. Ahora tenemos la oportunidad de transformar los antiguos patrones negativos, es decir, deshacernos de ellos.

Ejercicio

- Una vez has escrito todas las frases que han determinado tu vida, empiezas a reformularlas en positivo.
- Frases como: «¡No lo sabes hacer!» podrían convertirse en: «Sé hacer todo lo que quiero».
- «¡Nunca encontrarás pareja!» se convierte en: «¡Soy un regalo para cada persona!».
- «¡Eres lo peor!» se convierte en: «¡Soy maravilloso!».

- «¡Estás demasiado gordo!» se convierte en: «¡Me quiero tal como soy!».

Cuando convertimos esas frases en positivo ocurre algo muy determinante: nuestra mente se empieza a reajustar y aprendemos que existe una alternativa a lo que habíamos considerado real hasta ahora.

Si cambiamos la opinión sobre nosotros mismos, también cambiaremos nosotros.

Enviamos nuevas convicciones a nuestro cuerpo, el cual más adelante se va a adaptar a ellas. Este ejercicio resulta tan efectivo como sencillo parece.

La investigación del cerebro nos propone un período mínimo de 21 días. En 21 días nuestro cerebro se reestructura y empieza a diseñar cadenas de pensamientos automáticas en la nueva dirección.[9]

Por este motivo, lo mejor es concentrarse en las frases positivas y focalizarlas.

Ejercicio

- Lo más efectivo es seguir un pequeño ritual en el que debes quemar, en un lugar seguro, todos los antiguos patrones establecidos.
- Y, mientras lo haces, siente muy en tu interior cómo te deshaces de los patrones inútiles. Deja que surjan todos los sentimientos en relación a esto y que se vayan de tu vida.

---

9. Pierre Franckh, *Einfach glücklich sein. 7 Schlüssel zur Leichtigkeit des Seins*. Ediciones Goldmann, Múnich, 2008.

- Llena el vacío que quedará con tus afirmaciones positivas. Concéntrate en ello.
- Siente la fuerza y la alegría que surgen de este equivalente positivo.

  Identifícate con él y notarás cómo va disminuyendo el efecto de los patrones negativos y cómo se alejan poco a poco de tu vida.
- Pronuncia alto y claro las afirmaciones positivas. Deja que se conviertan en tu nueva convicción. Cuanto más te concentres en su fuerza más rápido se formará la resonancia de campo deseada.

Los milagros ocurren a través de convicciones positivas

Podemos cambiar nuestra vida, a veces incluso de hoy para mañana. Lo importante es que le demos tiempo y espacio a esta nueva experiencia. Debemos repetir las nuevas convicciones tantas veces como sea necesario hasta que se anclen profundamente en nuestra conciencia. Si lo conseguimos, ya tendremos la condición previa indispensable para adelgazar y mantener el mismo peso durante mucho tiempo.

Querido Pierre:

Estoy haciendo exactamente lo que recomiendas en uno de tus libros: sustituyo lo negativo por algo positivo.

Tengo la sensación de ser feliz y no renuncio a nada. Todo lo que como me encanta.

Y lo hago siendo profundamente consciente de que soy preciosa, estoy delgada, sana y llena de vitalidad.

Hace un par de semanas se me acercó una conocida y me dijo que estaba preciosa. Me preguntó: «¿Estás enamorada?» y yo le contesté: «Todavía no, pero pronto lo estaré».

¿Existe un cumplido más bonito?

Con esta historia te quiero dar las gracias.

Un saludo cordial,

Sabine

Sigo con otra sorprendente historia que muestra lo que unos patrones arraigados le pueden causar a nuestro cuerpo.

Querido Pierre:

Hace más de veinte años fui a una escuela para ser nutricionista.

Apenas acabada la formación superior, me encontré con una señora que tenía grandes problemas de peso. Me explicó que había visitado muchísimos médicos y que nadie la había podido ayudar. Los médicos le recomendaron una solución radical porque sus rodillas no aguantarían mucho más tiempo.

Al cabo de dos meses esta señora tuvo que ir a Egipto. Trabajaba en una empresa internacional. Nada más aterrizar en el aeropuerto se le acercaron muchos hombres amables que la querían ayudar. Se ofrecían a llevarle el equipaje, hacerle los trámites de salida, llamar a un taxi, darle información... todos le prestaban ayuda rápidamente.

Cuando la señora tuvo su primera conversación en la empresa de Egipto, quiso saber por qué los egipcios habían sido tan amables y corteses con ella. El director de la empresa le explicó que, en Egipto, las mujeres rellenitas son muy valoradas. Cuanto más voluminosa es una mujer, más la desean.

Al cabo de cuatro semanas la señora empezó a perder peso de forma continua. Nueve meses más tarde regresó a Suiza con 25 kilos menos. ¿Qué ocurrió durante ese tiempo?

La señora había elaborado un mecanismo de defensa inconsciente. Como que antes pesaba 100 kilos, raras veces se le acercaba algún hombre.

Cuando tenía cuatro años padeció la separación de sus padres y se sentía culpable por ello.

En este caso aprendió rápidamente que el hecho de estar gordo no tiene que ver con la comida. Los patrones/bloqueos y miedos que nos creamos también desempeñan un papel muy importante.

Saludos cordiales,

Jeanette

Afirmaciones

- Aquí y ahora, estoy preparado para permitir milagros en mi vida.
- Me deshago de convicciones antiguas y estancadas y encuentro nuevos y vigorosos caminos para gozar de las necesidades.
- Reconozco mis miedos como parte de mí y los transformo en energía positiva.
- Utilizo mi valiosa energía para mostrar una fuerte seguridad en mí mismo.

¿Qué convicciones tienes acerca de adelgazar?

Para completar el capítulo no podíamos dejar de mencionar que cada uno de nosotros tiene una opinión bastante firme acerca de adelgazar. Y estas opiniones firmes se manifiestan a lo largo de nuestra vida, ya que corresponden a nuestra energía de deseo constante.

¿Por qué no miras qué frases te podrías aplicar? Luego las transformas para que no se interponga nada en el camino hacia tu nuevo programa de adelgazamiento.

- ✓ Las dietas son duras.
- ✓ Es muy fácil engordar, pero difícil adelgazar.
- ✓ Adelgazar comporta mucha fuerza de voluntad.
- ✓ Yo no puedo adelgazar.
- ✓ Lo he intentado miles de veces en vano.
- ✓ Más vale que sobre que no que falte.
- ✓ De todos modos, las dietas no sirven para nada.
- ✓ Cuando adelgazamos acabamos engordando el doble.
- ✓ De cualquier forma ya nada me puede ayudar.
- ✓ ¿Quién me va a querer?
- ✓ Ahora ya no me importa lo que pese.
- ✓ Me gusta mucho más comer que el sacrificio que supone adelgazar.
- ✓ Para adelgazar hay que pasar hambre.
- ✓ Tendría que haber adelgazado antes.
- ✓ Ahora ya es demasiado tarde.
- ✓ El efecto yoyó es inevitable.
- ✓ Mi novio/a tampoco lo consiguió.
- ✓ De todos modos, no conseguiré adelgazar.
- ✓ Basta con leer este libro.
- ✓ Para presumir hay que sufrir.

Hola Pierre:

En el seminario que impartiste en Múnich oí por primera vez decir que los deseos también podían ser útiles para adelgazar. Asimismo, me quedó claro que si no limpiamos el alma nada de esto funciona. De modo que lo que hace que tengamos éxito es indagar en nuestro interior y cambiar toda creencia que esté relacionada con la comida. ¿Sabes qué he conseguido con todo esto? Comer, comer, comer y no engordar. Es genial, ¿no crees? Pero todavía me sobran seis kilos.

Ahora he cambiado mi afirmación, de manera que peso los 56 kilos deseados, con los que me veo fantástica, feliz y sana. A los dos días de pronunciar la nueva afirmación ya no comía con tanta ansia. Es realmente gracioso, parece que funciona.

Me gustaría añadir que, poco después de tu seminario, encontré a un hombre estupendo. Cumplía todos los requisitos que escribí en mis listas de deseos que hicimos volar por el aula y que quemamos en nuestro ritual del seminario.

Un saludo cordial,
Antje

Clave 4
Créetelo. Estás delgado

Identifícate con tu cuerpo soñado

Antes de centrarnos en nuestros hábitos negativos, que son más de los que pensamos, echaremos un vistazo a la consolidación de nuestros objetivos.

En mis seminarios pido a los participantes que hagan un dibujo. Primero deben dibujarse tal como se ven a ellos mismos. En la mayoría de los dibujos descubrimos muchas circunferencias pequeñas y encima de ellas una pequeña cabeza.

Después les pido que se vuelvan a dibujar, pero esta vez se deben plasmar en el papel tal como les gustaría verse.

Y de repente aparecen cuerpos con unas formas maravillosas: cinturas estrechas, piernas delgadas y caras sonrientes.

Cuando pregunto con qué dibujo se identifican, la respuesta siempre es unánime: con las bolas redondas y desagradables.

Estamos *convencidos* de estar gordos y ser desagradables y nos identificamos con el lado más pesado.

Esta situación se manifiesta de la siguiente manera

Mandamos a nuestro cuerpo exactamente esta orden: «Estoy gordo y soy desagradable». Y nuestro cuerpo la obedece inevitablemente. Entonces, obtenemos lo que en teoría no queremos.

Si pensamos de este modo sobre nosotros mismos, nuestro cuerpo empieza a focalizar ese objetivo cada vez con más fuerza. Cada pensamiento es energía pura, una energía que se quiere materializar. Existe, pues, un camino muy fácil para salir de este bucle.

Debemos dirigir nuestro pensamiento hacia nuestro objetivo e identificarnos con él

Está claro que las afirmaciones son un medio muy potente para guiar nuestros pensamientos hacia la dirección deseada, pero existen muchas otras posibilidades de enviar la energía *correcta*.

Lo importante es que nos identifiquemos con el objetivo deseado y nos centremos en él, es decir, que orientemos nuestros pensamientos hacia el objetivo, siempre que sea posible.

Cuanto más en contacto estemos con nuestro deseo, más intensiva y duradera será la energía que enviemos a nuestro cuerpo y a nuestro subconsciente. Quizás os parezca mucho trabajo, pero realmente este ejercicio no supone ningún tipo de esfuerzo. Entrar en resonancia con nuestros deseos puede resultar un *juego*. En verdad, cuando formulamos los deseos, lo mejor es estar *relajado*. Cuanto más fácil nos parezca, mejor.

Dibuja tu propio ideal

Para poder conseguir la figura deseada como si fuera un juego, lo mejor es dibujar tu propio ideal.

Por eso, en mis seminarios, pido a los participantes que se identifiquen con el dibujo de la persona delgada en quien les gustaría convertirse. Les animo a completar ese dibujo, a pintarlo con colores y a elaborarlo con mucho más detalles.

Entonces la gente se suele poner muy contenta. Muchas personas empiezan a sonreír y les brillan los ojos, porque vuelven a conectar con su energía infantil y con el sentimiento que esperan tener cuando se les cumpla el deseo.

La mayoría de los participantes se enseñan los dibujos mutuamente. Se ríen y muestran llenos de vitalidad. La energía está al alcance de sus manos: «¡Éste soy yo!». Muchos ya se ven en ese cuerpo. Y éste es justamente nuestro objetivo.

Después les pido que en casa también se centren en ese dibujo, les animo a que lo cuelguen en su habitación y que se vean únicamente de esa manera.

El resultado es sorprendente. Al cabo de pocas semanas empiezo a recibir mails de mujeres y hombres que se asombran de lo bien que funciona este sistema.

¡Pues claro que funciona!

Mientras visualices lo que deseas, tu subconsciente se deleitará en la alegría anticipada. Empiezas a asimilar cada vez más tus deseos. Te identificas con ellos con más fuerza aún si cabe. Te acercas constantemente a tus objetivos.

Cada día te vas aproximando más a esa imagen de ti mismo. Ya no es una utopía, ese cuerpo ya no es inalcanzable. Tu convicción va aumentando y de repente… ¡todo cambia!

Empiezas a notar cómo tu cuerpo se va transformando, cómo se va pareciendo poco a poco a tu dibujo. Ya no te parece un milagro, sino al contrario, te resulta muy normal.

Como, mentalmente, ese cuerpo ya formaba parte de ti, lo aceptas física y realmente en tu vida, de manera natural.

Lo importante es que siempre tengas en mente ese dibujo (tu objetivo deseado) y te centres en él

¿Quieres dibujarte tú también? Dibújate tal como te gustaría ser, es decir, con ese maravilloso cuerpo que deseas poseer.

Ejercicio

- Empieza a dibujarte. Dibújate tal como te gustaría ser e imagínate, a la vez, que ahora ya tienes ese aspecto: cintura estrecha, piernas delgadas y una cara sonriente.
- Alégrate. Identifícate con el dibujo. Repite: «¡Éste soy yo!».
- Cuelga el dibujo en la pared para que cada día puedas estar en contacto con él.
- O llévatelo a todas partes, de manera que lo puedas observar más a menudo.
- Quizás se te ocurre algo nuevo para añadirle y le dibujas algún detalle más concreto.
- Cuanto más se focalicen tu espíritu y tu imaginación en el dibujo y cuanto más en contacto estés con él, antes se adentrará en tu vida.
- Cuanto más entres en la alegría anticipada, más fuerza tendrá la energía enviada.
- Conéctate con ese dibujo. Es tu maravilloso futuro.
- La suerte te corresponde.
- Sonríe cada vez que veas el dibujo.

Reconócete a ti mismo en tu ideal

El siguiente ejercicio también es una buena variante:

- Busca fotos viejas donde aparezcas con la figura que te gustaría volver a tener.
- Cuelga las fotos en la pantalla de tu ordenador.
- Guarda una de estas fotos en tu monedero o cartera.
- Identifícate solamente con una de ellas.
- Mientras la observas di: «Éste soy yo».
- Sonríe cada vez que mires esa foto.

Como alternativa también puedes utilizar, para tu beneficio, todas las imágenes, dibujos o fotos de periódicos, ilustraciones o revistas relacionadas con tu deseo de estar delgado. Lo importante es que te identifiques con ellas. Por muy raro que te parezca al principio, debes creer que eres la persona de la imagen que has escogido.

Pronto se automatizará este comportamiento. Tu mente se ajustará a él rápidamente y tu conciencia se focalizará a esta nueva manera de ver las cosas.

Tu mente y tu cuerpo se esforzarán por reajustar la diferencia entre el cuerpo que imaginas y tu cuerpo actual. Se ven obligados a hacerlo, por así decirlo.

Todo tu sistema empieza a centrarse en el cuerpo que deseas tener y no en el cuerpo que ya no quieres poseer.

Si nos imaginamos con intensidad nuestro peso deseado, el cuerpo se ajustará rápidamente a él. Como pasó con Karin.

Hola querido Pierre:

Nos conocimos en el seminario que impartiste en Bern. Me gustó muchísimo poder pasar un día contigo y con gente tan encantadora. Fue una experiencia muy enriquecedora.

A lo que iba. En el año 2005 me quedé embarazada de Shayenne, nuestra hija deseada. Pero al final del embarazo pesaba 35 kilos más que al principio. Me había controlado muchísimo y había comido de manera muy sana, pero nada de eso me ayudó. Después de la lactancia intenté deshacerme de los kilos acumulados... ¡fue inútil!

No dejaba de repetirme: «Haga lo que haga, no hay nada que me ayude..., da igual lo sano que coma, no consigo adelgazar...». Sólo pensaba frases de este tipo. Cargué con ese peso durante tres años y creo que nunca en mi vida me había sentido tan triste. En mayo de 2008 descubrí tus libros y tu fórum. Son un verdadero enriquecimiento para mi vida.

Tal como nos aconsejaste, escogí de entre algunos catálogos el que quería que fuese mi futuro cuerpo. Vi una modelo y me quedé boquiabierta, porque me vi a mí misma... De verdad, ése era *mi* cuerpo... así que recorté la foto y pegué mi cara encima. ¡Quedaba perfecto! «Ésta soy yo... Estoy súper delgada y soy súper sexy... ¡estoy sana y así me siento realmente bien!». A partir de entonces, ésas fueron mis creencias.

Cada mañana antes de levantarme miraba *mi* foto y pronunciaba *mis* creencias. Al principio me parecía un poco extraño. Bueno, es que yo era todo lo contrario a súper delgada y súper sexy..., pero no me desanimé.

Cada día me encontraba mejor. Cambiaron los sentimientos hacia mí y mi peso disminuía día tras día.

¡En agosto ya había adelgazado 10 kilos, sólo a través de mi poder mental!

Ahora ha pasado un año desde entonces y en este tiempo he perdido ya casi 30 kilos y el perímetro original de mi barriga de 125,5 centímetros.

¡Sin ti, sin tus libros y todos tus informes en el fórum, no habría encontrado la fuerza y la motivación para hacerme recapacitar a mí y a mi pensamiento, y así reencontrar el camino hacia mí misma!

Estoy súper delgada y soy súper sexy... Te lo agradezco de todo corazón.

¡Un saludo cordial para ti y tu familia!

Karin

Afirmaciones

- Tengo mi peso ideal.
- Cada célula de mi cuerpo está iluminada con luz y amor.
- Mi cuerpo es único y es un regalo que me hace la vida.
- Soy una persona sana, feliz y llena de energía positiva.

Haz como si...

Cuando formules el deseo, es decir, cuando envíes la energía a su objetivo correspondiente, es muy importante que estés absolutamente seguro de que la realización se produce en ese momento: ni mañana, ni pasado, ni la semana que viene.

Si enviamos mentalmente el objetivo de tener el cuerpo delgado al futuro, nuestro deseo también se realizará siempre en un futuro, porque estaremos dando a entender a nuestro cuerpo que todavía no ha llegado el momento. Pero si hoy todavía no ha llegado el momento, nuestro cuerpo tampoco tiene que cambiar nada. De esta forma, el deseo siempre se pospondrá en el futuro.

La mejor manera de transmitir a tu cuerpo que ha llegado el momento de empezar es *hacer como si…*

Estoy delgado

No debemos esperar a ver los resultados en el espejo porque esperar significa posponer al futuro la realización del deseo. Para nuestro sistema celular, esperar significa que todavía no ha llegado el momento. La manera más efectiva de mandar la orden de *ser* o *estar* a nuestro cuerpo es *hacer como si…*

Nuestro cuerpo soñado ya existe en nuestro sistema celular, sólo es cuestión de tiempo, hasta que esa realidad también se pueda ver en la capa exterior del cuerpo.

Partimos de la base de que el deseo ya se está procesando. El cumplimiento ya está aquí. Ya hace tiempo que estamos de camino hacia nuestro cuerpo deseado.

Anett también tuvo esta experiencia.

Querido Pierre:

Hace unos días fui de compras y estuve mirando ropa de la talla 40. Me repetí una y otra vez que esas prendas me cabían.

A la hora de formular el deseo no decidí ninguna fecha en concreto, porque en ese momento me resultaba difícil.

Pero mientras tanto, reforzada por otros acontecimientos positivos que tenían que ver con deseos, decidí establecer un plazo en el que quería conseguir mi objetivo.

En los últimos años he adelgazado casi 30 kilos y ahora estoy en camino de adelgazar otros diez.

Un saludo cordial,

Anett

El hecho de *hacer como si…* obliga al cuerpo a actuar. Cuanto más claro esté nuestro deseo en nuestro poder de imaginación, más rápido tendrá que compensar, cada una de las células, el desequilibrio entre el poder mental y la realidad.

Lo que deseamos ya lo tenemos

Cuanto más hagamos como si ya estuviéramos delgados, menos tardará en cumplirse el deseo, porque estaremos enviando continuamente esa fuerte energía a nuestro sistema celular.

Eso no significa que si quieres estar delgado empieces hoy mismo a pasearte en biquini por la piscina municipal. Significa mucho más que sentirte delgado. El peso ideal ya debe formar parte de tu vida.

Partimos de la base de que todas las células de nuestro sistema ya han captado la información sobre cómo deben diseñar la nueva estructura de nuestro cuerpo y que ya has empezado a cambiar.

Cada segundo que pasa, las células nuevas obtienen información que se rige según su esquema de diseño.

Y como lo sabemos, y no hay lugar a dudas, ya forma parte de nuestra realidad.

Ser conscientes de ello es esencial porque si no estamos seguros de que realmente ocurre, seguiremos enviando a nuestro cuerpo un poder mental focalizado en un objetivo. Entonces, nuestras células obtendrán informaciones contradictorias.

Si hacemos como si nuestros deseos ya se hubieran cumplido, tendrán mucha más fuerza. ¿Por qué es tan importante *hacer como si…*? Porque así siempre nos centramos en el futuro de manera positiva, nos ilusionamos y vamos entrando en la vibración correcta.

- Cuando entras en el baño, está entrando una persona delgada.
- Cuando cocinas, está cocinando una persona delgada para una persona delgada.
- Cuando vas a comprar alimentos, está comprando una persona delgada.
- Cuando admiras la ropa de los maniquíes, es una persona delgada que observa la ropa para ella.

Ya no seguimos creando el estado mental de estar gordo, sino que nos tomamos cada suceso y encuentro como algo verdadero, cosa que nos acercará a nuestro deseo.

Danijela, por ejemplo, escribió una nota que le ayudó a *hacer como si…*

Querido Pierre:

Sin que yo me diera cuenta, los kilos se fueron acumulando silenciosamente. Hice todo lo posible para volverme a quitar de encima esa carga odiosa. Entre una dieta y otra me moría de hambre y, total, para acabar engordando otra vez. Finalmente tiré la toalla y pensé: «¡De todos modos, esto nunca funcionará!».

Entonces conocí a una persona que cambió a positivo mi manera de pensar y mi vida, en muchos sentidos. Esta persona me ha introducido en el mundo de *desear con éxito*. Me adentré en tus libros y decidí que yo también era capaz de hacerlo.

Como soy una persona muy visual, decidí escribir mis deseos en notas y colgarlos por mi habitación.

Durante meses, lo primero que veía al levantarme era una hoja DIN-A4 escrita a mano donde ponía: «Peso 59 kilos».

De hecho, esto es lo que veía cada día en la báscula, pero la verdad es que tampoco pensaba mucho en ello. ¡Fue la clave para el triunfo! Posteriormente me he dado cuenta de que he llegado al peso deseado gracias a no pensar en ello. Simplemente partí de la base que ya pesaba 59 kilos y seguí comiendo con normalidad.

Le estoy muy agradecida a mi amiga por haberme introducido en el mundo de *desear con éxito* y así haber podido conocer tus libros.

Les puedo decir totalmente convencida a todas las mujeres y hombres que funciona.

Sólo hay que tener fe.

Saludos cordiales,
Danijela

A través de *hacer como si...* también disminuyen nuestras dudas. Potenciamos nuestra confianza y ya sentimos lo bien que nos encontraremos cuando se cumpla el deseo. A la vez, le damos poco espacio a nuestra mente para buscar argumentos en contra. Siempre que nos quiera convencer de que nuestros propósitos son imposibles, contaremos con la experiencia de sentir la alegría anticipada: «Así es como me sentiré cuando se cumpla». Las emociones siempre tienen más fuerza e intensidad que los argumentos de la mente.

A través de la alegría anticipada nos reforzamos en nuestro deseo y no dudamos con tanta facilidad

Pero hay algo todavía más sorprendente. Si te ves delgado, los otros también te verán delgado. Si te encuentras atractivo, los otros también te encontrarán atractivo.

El campo de resonancia siempre busca personas que te aseguren la convicción interior.

Tu convicción interior se convertirá en tu realidad exterior. *Hacer como si...* es el motor para desarrollar una nueva convicción.

Hace muchos años se les planteó una actividad relacionada con el cuerpo a los alumnos de una escuela de teatro. Debían hacer un *striptease* en el escenario. Algunos lo hacían más o menos bien, otros se atrevían más y disimulaban su timidez, otros, en cambio, hacían el ridículo. En este ejercicio se vio rápidamente quién confiaba en sí mismo y poseía una percepción corporal positiva o quién no se sentía a gusto con su físico.

A la mayoría nos sorprendió un joven del que nos esperábamos que se inhibiera. Hizo un *striptease* que nos dejó sin aliento y nos hizo olvidar que... le faltaba una pierna.Se sentía atractivo y se le notaba en cada uno de sus movimientos. Nos transmitió toda su convicción. Por cierto, todas las chicas se interesaron por él.

Todo sucede según nuestras convicciones. Convéncete de que ahora ya estás delgado

Querido Pierre Franckh:

Te escribo en nombre de mi madre. Ella también tenía un problema de peso.

Mi madre (69 años) no cree en dietas y le gusta mucho comer. Así que sólo confió en una «dieta mental».

Porque ella decía que no le parecía fácil repetirse a sí misma: «estoy delgada» y creérselo. De modo que acudió a un artificio, o mejor dicho a un método, que también describes en tu libro *Das Gesetz der Resonanz* (*La ley de la resonancia*).

Cada día se relajaba durante unos minutos, mientras se imaginaba que le decía a su hijo: «¡Mira qué bien me quedan estos pantalones, Tommi! ¿No te parece genial? Me alegro muchísimo». Y Tommi contestaba: «Mamá, es genial, de verdad. Estás estupenda. ¿Cómo lo has hecho?».

No habían pasado ni dos meses y ya había perdido cuatro kilos. Así de simple. Y así hasta hoy. Entonces se le acercó mi hermano y le dijo sorprendido: «Mamá, ¿has adelgazado? ¡Estás estupenda! ¡Pero no sigas adelgazando, eh!».

Yo creo que el truco en este caso es el siguiente: mi madre no se concentró en sí misma ni en su cuerpo, que es lo que le resulta difícil a tanta gente, sino en su pantalón preferido. Le tenía que volver a caber. ¿Cómo? Eso daba igual.

El hecho de hacer que su hijo le respondiera que estaba estupenda, evitó tener que llamar a un sastre para que le arreglara el pantalón.

Teóricamente, esta opción también habría funcionado con este tipo de formulaciones, ¿no?

A veces es tan sencillo que parece una locura.

Saludos cordiales,

Sabine

Afirmaciones

- Tengo el cuerpo ideal.
- Quiero a mi cuerpo.
- Soy una persona sana y muy feliz.
- Soy una persona atractiva.
- Peso… kilos desde ahora y para siempre. Estoy y me mantengo sano.
- Mi imagen positiva brilla en todos los aspectos.

«*Ya* estoy delgado» es una afirmación correcta, pero la palabra «ya» facilita a nuestra mente una escapatoria. *Ya* nos enseña que simplemente estamos fingiendo algo.

Así que mejor deja a un lado la palabra *ya*.

Estás delgado. Haz como si lo estuvieras. Penetra en ese sentimiento.

Genera alegría anticipada en tu interior

En los dos capítulos anteriores hemos expuesto dos ejercicios muy buenos para focalizar nuestro pensamiento hacia un cuerpo delgado.

También existe otra posibilidad igual de eficaz para realizar nuestros deseos. Los conocimientos científicos sobre la investigación cerebral nos pueden ayudar asimismo en este caso.

Y es que se ha hecho un descubrimiento muy interesante:

El cerebro no sabe diferenciar entre fantasía y realidad

Para el cerebro, todo lo que piensas e imaginas es una realidad ya vivida. Se ha descubierto que el cerebro tiene una imaginación igual de profunda e intensa que si la estuviéramos experimentando realmente.

Cuando nos anticipamos a sentir alegría, la reacción del cerebro resulta el máximo de intensiva.

Cuando nos anticipamos a sentir alegría, el cerebro nos llena de hormonas de la felicidad

Simplemente a través del poder de la imaginación se activan las sinapsis en nuestro cerebro y se liberan las hormonas de la felicidad, las llamadas endorfinas.

Para que se cumpla un deseo hay que tener en cuenta dos cosas muy importantes:

1. *Cuando somos felices*, independientemente de si este estado nos lo provoca la experiencia real del presente o el poder de la imaginación, entramos en sintonía con la felicidad. Según la ley de la resonancia, todo lo que está en sintonía con el sentimiento de felicidad, es decir, que está en la misma onda, será atraído inevitablemente por nuestra vida.

   Y, dado que nuestra alegría anticipada se refiere a imágenes de un cuerpo delgado, todo lo que está en sintonía con nuestro proceso de adelgazar se atrae a nuestra vida.
2. *Nuestro cuerpo experimenta algo muy interesante*. Igual que con el *hacer como si...*, lo siente con antelación. Siente ya lo feliz que será cuando se haya cumplido el objetivo de estar delgado y hará todo lo posible para hacer realidad ese nuevo estado del ser.

Con la alegría anticipada cada una de las células de tu cuerpo se llena de la información *estar delgado hace feliz*.

De esta manera tus células reciben un nuevo esquema de construcción.

Ejercicio

- Siente la alegría anticipada.
- Deja que las imágenes más bonitas y emocionales surjan en tu mente.
- Imagínatelas tantas veces como puedas.
- Duérmete con esas imágenes y despiértate con ellas.

- En el día a día, piensa de vez en cuando en esas imágenes. A la hora de almorzar, en el metro, cuando pasees.
- Siente lo agradable que será.
- Esto es lo que hay que conseguir: alegría ilimitada.
- Dibuja siempre una pequeña sonrisa en tu cara.

Dado que la alegría anticipada es un método intensivo para crear nuevas convicciones y comunicar esa energía a nuestro sistema celular, tendrías que adentrarte, siempre que puedas, en ese estado mental.

En caso de que no se te ocurra ninguna imagen, sólo tienes que recurrir a la pregunta: «¿qué haría si ya estuviera delgado?» y dibujarte las respuestas tan gráficamente como sea posible.

«¿Qué harías si ya estuvieras delgado?»

- ¿Qué podrías volver a hacer?
- ¿Vestirías orgulloso un biquini o un bañador?
- ¿Correrías desnudo por tu casa y dejarías que el aire acariciara tu cuerpo?
- ¿Te entregarías libremente al amor durante toda la noche?
- ¿Te contemplarías en el espejo con la mirada llena de ilusión, llevarías una minifalda o unos tejanos súper ajustados?
- ¿Dejarías de ponerte rápidamente la camiseta antes de entrar en tu habitación?
- Entonces, ¿volverías a llevar la camiseta por dentro de los pantalones, en vez de dejar que cuelgue de cualquier manera?
- ¿Entrarías en la sauna sin manías?
- ¿Te gustaría practicar deporte, bailar, correr, ir en bici, hacer un curso de yoga o que te hicieran fotos? Incluso desnudo, ahora que estás tan estupendo.

- ¿Te gustaría llevar ropa interior o vestidos estrechos e ir por la vida lleno de orgullo y dignidad?
- ¿Tu nuevo y magnífico cuerpo te permitiría sonreír?
- ¿Dejarías que otros participaran de tu felicidad alegre y eufóricamente?
- ¿Te gustaría que tu pareja te observara con una mirada anhelante?

Sea cual sea la imagen que te venga a la cabeza y sea cual sea la situación que te parezca agradable, participa de la alegría anticipada y deja que se cumpla ese sentimiento de felicidad en tu cerebro. Entonces, tu cuerpo se tendrá que adaptar a esta nueva realidad y seguirla inmediatamente.

Así de sencillo, así de eficaz.

El poder mental, combinado con las emociones, es la energía más fuerte para todo nuestro sistema

Afirmaciones

- Estoy agradecido de tener belleza y salud.
- Soy totalmente consciente de mi belleza.
- Me gusto físicamente y me gusta provocar reacciones positivas a las otras personas.
- Disfruto de mi cuerpo, es mi mejor amigo.
- Sé que mi autoestima me dirige a conseguir los milagros de la vida.

Hola Pierre:

Adelgazar se ha convertido en un juego con el Universo.

Cada mañana al levantarme, medio soñolienta, me subo directamente a la báscula y digo: «Peso 54 kilos y estoy totalmente sana, tengo la mente clara y soy afortunada. Agradezco los deseos cumplidos y este nuevo día. Gracias».

Hacía esto cada mañana hasta que un día la báscula marcó 55,5 kilos. Estaba tan contenta...Y entonces llegó el día en que pesé 54,9 kilos. Estuve a punto de caerme de la báscula. Hoy peso 54 kilos. ¡Esto es una pasada!

Tiene gracia, porque he cambiado mis hábitos sin esforzarme siquiera. ¡Divertíos adelgazando y suerte!

Cordialmente,

Rita

Descúbrete a ti mismo en cada una de las personas delgadas

Según una gran encuesta[10], una de cada dos mujeres no tiene seguridad en sí misma. El 34 % no la tienen nunca y otro 25 % no están seguras de que su cuerpo sea suficientemente atractivo para su pareja. A la mayoría le resulta bastante difícil o incluso imposible encontrarse guapa o sexy.

Si se miran con sus propios ojos, las mujeres se encuentran lejos de los cánones que se aplican normalmente en belleza. No tienen unas piernas kilométricas, no usan la talla 34 a 36 ni tampoco tienen un vientre plano o un rostro de rasgos proporcionados.

No se encuentran bellas y encantadoras. Y es que no se fijan en el canon de belleza universal.[11]

---

10. Investigación en nombre de la revista *Elle*.
11. Pierre Franckh, *Einfach glücklich sein. 7 Schlüssel zur Leichtigkeit des Seins*. Ediciones Goldmann, Múnich, 2008.

Si no dejamos de compararnos con esos inalcanzables modelos perfectos que no tienen ni un solo grano, a quienes no les sobra ni un gramo y tienen un rostro de rasgos extraordinariamente proporcionados, nunca conseguiremos tener conciencia y, además, nos sentiremos siempre presionados. Creemos lo que vemos en los carteles publicitarios, que marcan cómo deberían ser las mujeres y los hombres, pero en la realidad nunca son así. Cuerpos eróticos y perfectos que resaltan sobre los carteles y hacen que uno se sienta inferior. A las mujeres, por ejemplo, les da la sensación de que siempre deberían mostrarse atractivas y seductoras. Y los modelos masculinos están en plena forma y constantemente engominados. Todo es publicidad engañosa. No existen mujeres así, ni tampoco hombres. La industria cosmética trabaja para hacer que la piel de las mujeres parezca más joven, tersa y bonita de la que jamás ha tenido la propia modelo. Y esos abdominales perfectos se arreglan por ordenador, por ejemplo con el programa Photoshop.

¡Sí, eso lo sabemos! Pero, ¿los demás también lo saben? ¿La pareja también lo sabe?

Claro que podemos luchar mentalmente contra todos esos culitos perfectos, criticarlos, deprimirnos, sentirnos molestos, catalogarlos de enemigos de ambos sexos, pero seguro que a la larga perderemos la batalla. Nadie se va a interesar por nuestra batalla. La única persona que puede acabar con ella eres tú mismo. Porque en la próxima esquina, donde aparece un anuncio de crema para depilar las piernas, te espera otra señorita con unos magníficos pechos erguidos.

Competir contra todos esas nalgas envidiables y pechos erguidos es justamente el camino equivocado porque en cuanto empecemos a competir contra ellos nos sentiremos más pequeños y peor aún.

Sí, esos hombres y mujeres, que ni siquiera existen y que curiosamente siempre permanecen jóvenes, son guapos. Han invertido mucho dinero para conseguirlo y se ha necesitado a mucha gente.

Y sí, la belleza gusta. Aquí no importa para nada si se trata de una puesta de sol romántica o de un cuerpo perfecto.

Sin embargo, mientras sigamos compitiendo o comparándonos con los «guapos», a la larga vamos a perder. Porque, aunque nosotros también tengamos un cuerpazo, no seremos jóvenes toda la vida y tampoco han modificado la imagen de nuestro cuerpo con Photoshop.

Y aun así, todos estos carteles y anuncios nos pueden ser útiles.

Nos podríamos conectar con la imagen de belleza

Es justamente lo que hacemos cuando utilizamos nuestro poder de la visión. Para ello nos imaginamos nuestra imagen actual. Y, naturalmente, en nuestras imágenes interiores somos maravillosos. Incluso nos parecemos a las personas retratadas en los carteles. Entonces, ¿por qué no utilizarlos para nuestro poder de la visión?

Esto podría ser una motivación estupenda para nuestra mente. Nuestro sistema celular se hará cargo incondicionalmente de cada orden que demos.

Si nos identificamos energéticamente con los modelos que nos hemos creado nosotros mismos, nos convertiremos en ellos.

Todo está conectado con todo

«Hasta hace poco, se creía que en este mundo todo estaba separado de todo. Se creía que dos cosas separadas entre sí no se podían influir recíprocamente. En consecuencia, nos han enseñado que nosotros mismos también nos deberíamos observar como si estuviéramos separados de los demás. Inevitablemente, esto generaba una sensación de aislamiento y soledad. Parecíamos estar entregados casualmente a cosas y hechos. Éramos nosotros –y el resto del mundo–. Éste es el conocimiento con el que hemos crecido. Este concepto del mundo se hizo tan evidente que ni lo analizábamos, por muy mal que nos sentara emocionalmente.

Pero en estos últimos años los conocimientos de la ciencia moderna se han modificado por completo. Hoy sabemos que la realidad es exactamente lo contrario. ¡*No* estamos separados de los demás!

Todo está conectado con todo y se influye recíprocamente

Este conocimiento es muy importante para la cohesión de la energía de nuestros deseos. Hace tiempo que se sabe, gracias a la física cuántica, que nos podemos conectar con todo lo que sea energético.

Cuando lo hacemos recibimos esta energía que vibra con nosotros y, entonces, empezamos a vibrar de manera parecida. La frecuencia de nuestro sistema celular aumenta y esto nos ayuda a transformarla de la forma que queramos.

Pero esto no sucede automáticamente.

Nos tenemos que conectar con la energía deseada. Nos tenemos que conectar a esa energía, igual que un tren se conecta a la catenaria. Es como si buscáramos una emisora en la radio. Nosotros también buscamos las frecuencias adecuadas a través de la elección de nuestra percepción y nuestro poder mental y nos conectamos a ellas.

Encontrar la frecuencia correcta es más fácil de lo que pensamos: sólo hay que empezar.

Ejercicio

- Cuando veas un cuerpo de mujer que sea delgado y maravilloso, sonríe y di convencida: «Ésta soy yo».
- Cuando veas una persona con unas nalgas envidiables sonríe y di: «Ésta soy yo».
- Cuando veas a una mujer con unos pechos redondos y erguidos sonríe y di: «Ésta soy yo».
- Alégrate al verlo.
- Transmítelo como ejemplo a tu sistema celular.
- Conéctate con la belleza de otras personas. Esa persona eres tú.
- Pronto comprobarás que te sientes mucho mejor.

Cuando nos conectamos con la alegría y la belleza no tardamos en sentirnos mejor. Nos sentimos más ligeros, afortunados y animados. Estos sentimientos también los transmitimos a nuestro cuerpo. Y nuestro cuerpo reacciona a esas señales.

Eres lo que ves. Tu cuerpo reacciona a esa asociación mental de percepción e imagen de uno mismo.

Ahora os explicaré una historia muy interesante al respecto:

«Soy Michelle Pfeiffer»

Una mujer me explicó que realizó este ejercicio y que además tuvo el «valor», tal como ella dijo, de recortar la foto de la famosa actriz de una revista. Pegó la foto de Michelle Pfeiffer en su ordenador y se repetía incesantemente: «Ésta soy yo».

Dos semanas más tarde salió a tomar algo con los amigos y se le acercó un hombre que le preguntó si sabía que se parecía a una actriz americana. Lo consideró una simple casualidad, pero esa noche le pasó lo mismo dos veces más.

Naturalmente, podemos aumentar nuestra vibración en todo momento. Tenemos muchísimas oportunidades en el día a día:

La señora de la droguería que está tan delgada: «Ésta soy yo». La anciana, llena de dignidad, a quien le sienta fenomenal ese vestido: «Ésta soy yo». Todo lo que ven nuestros ojos y que relacionamos con belleza nos da la oportunidad de convertir nuestro poder de visión en un hecho. La hermosa mujer en biquini que está en la playa: «Ésta soy yo». El hombre sexy con la «tableta de chocolate»: «Éste soy yo».

Los profesores de la ciencia antigua lo saben desde hace tiempo, y sin los logros de la física cuántica: hace miles de años que enseñan a conectarse con aquellos que te pueden ayudar en tu trayectoria personal.

Si quieres saber bailar, conéctate mentalmente con los grandes bailarines del mundo. Aunque ya estén muertos la energía persiste.

Si quieres escribir un libro, conéctate con los grandes autores del mundo.

Adéntrate en ese campo cuántico energético que también tienes tú.

Si quieres tener un cuerpo delgado, conéctate con tus modelos

Sólo hay una cosa que te pueda separar de tus objetivos: las limitaciones de tu mente. Los verdaderos límites sólo existen en tu mente. Y si no existen en tu mente, no existen.

Por lo tanto: descúbrete a ti mismo en cada persona delgada.

Afirmaciones

- Soy belleza y ya sólo veo belleza a mi alrededor.
- Estoy totalmente conectado conmigo y con mi parte femenina/masculina.
- Me acepto en todo momento tal como soy, del mismo modo que acepto a todos los demás.

Clave 5

Transforma tus hábitos antiguos y negativos

¿Por qué debemos transformar nuestros hábitos?

Todos nos hemos acostumbrado a unos comportamientos en concreto. La mayoría de nuestros comportamientos son bastante útiles, gracias a ellos ya no nos tenemos que preocupar de muchas maniobras.

A la hora de conducir, por ejemplo, resolvemos una barbaridad de cosas complejas a la vez, sin que nuestro cerebro trabaje conscientemente. Mantenemos conversaciones de manera relajada incluso cuando llevamos a cabo las maniobras más complejas. Por decirlo de alguna manera, dominamos a la perfección todas las actividades necesarias.

Naturalmente, esto no ha sido siempre así. Para poderlas llevar a cabo, en su día tuvimos que estudiarlas muy intensivamente. También las estuvimos practicando hasta que las hicimos automáticamente. Y ahora agradecemos a este entrenamiento intensivo que, todavía hoy, se sigan desarrollando de manera totalmente independiente, sin tener que pensar.

Algo parecido ocurre cuando vamos en bici, andamos o hablamos. Nada de esto nos supone un esfuerzo.

Pero esto tampoco fue siempre así. Hemos tenido que invertir mucho tiempo y trabajo para adoptar estas tareas.

Son comportamientos para los que nos hemos entrenado, que no sólo son útiles, sino que son indispensables. Únicamente con su ayuda podemos cumplir todo lo que se nos exige a diario.

Naturalmente, también hay comportamientos que no son tan ventajosos para nosotros. Y de la mayoría no tenemos ni idea porque los realizamos asimismo de forma inconsciente como andar, hablar o conducir.

Justamente éste es el objetivo de los comportamientos entrenados, ya que, sólo si ocurren de manera inconsciente, podemos realizar otras tareas al mismo tiempo.

Ya no somos conscientes de la mayoría de nuestros comportamientos

La forma de alimentarnos y la frecuencia con la que comemos también es un comportamiento de ese tipo, ya que, en su mayor parte, lo realizamos de manera inconsciente.

Si un día sientes que pesas demasiado, puedes estar seguro de que has sido tú quien ha entrenado ese comportamiento que te ha llevado al sobrepeso.

Cuando adelgazamos, estos comportamientos, más conocidos como hábitos, suelen ser nuestro peor enemigo. Siempre nos harán hacer lo que hemos hecho hasta ahora sin ser conscientes de ello.

De modo que, a nuestras espaldas, suceden cosas de las que no tenemos ni idea. Y éste es el verdadero problema. Si no somos conscientes de la mayoría de nuestros comportamientos, tampoco los podemos cambiar porque todavía no tenemos acceso a ellos.

Si queremos cambiar los comportamientos inconscientes, primero tenemos que ser conscientes de ellos

Así que si queremos adelgazar para siempre, nuestro objetivo principal será averiguar cuáles son los comportamientos antiguos y perjudiciales y hacerlos conscientes. No lucharemos contra ellos, porque esto les daría energía. Sólo los tendremos en cuenta.

Al mismo tiempo, introduciremos comportamientos nuevos y útiles en nuestro día a día que nos ayuden a conseguir el peso soñado de una manera fácil y natural.

A través de hábitos nuevos y positivos debilitamos nuestros comportamientos antiguos y negativos

Los nuevos hábitos cada vez se van adentrando más y más hacia el fondo y pierden fuerza. Ellos nos guían hacia una nueva experiencia sin ningún esfuerzo. Sin torturarnos y sin tener que estar luchando constantemente contra nosotros mismos.

Y lo más importante: los hábitos nuevos crean nuevas emociones, pensamientos y convicciones.

Esto es lo que necesitamos para conseguir nuestra figura ideal.

Por lo tanto, conseguimos nuestro peso soñado de dos maneras diferentes a la vez:

1. Reprogramamos nuestro cerebro. Ahora mismo estamos en medio del proceso.
2. Incorporamos nuevos hábitos en nuestra vida.

Ambas cosas se favorecen mutuamente y se fortalecen. Al cabo de poco tiempo empezarás a notar grandes cambios en ti, la mayoría de los cuales, casi con toda seguridad, ocurrirán de manera inconsciente, porque, efectivamente, así es como se desarrollaron los hábitos. Por muy fáciles y divertidos que nos resulten, tenemos que construirlos y necesitarán tiempo, constancia y entrenamiento. Según los conocimientos de la investigación sobre el comportamiento (etología), un mínimo de 21 días.

Nos tenemos que comprometer a realizar los simples ejercicios. Si sólo nos leemos el libro no conseguiremos nada.

Dale la oportunidad a tu cerebro y a tu sistema celular de poder cambiar. Sigue los ejercicios durante 21 días.

Pierre:

Después de probar todas las dietas del mundo y de que no me ayudaran en nada, ya lo daba por imposible. Y ahora peso 13 kilos menos. Es fantástico.

Marie

21 días, tal como dijiste. Luego todo funcionó como por sí solo.

Angelika

Afirmaciones

- Me deshago de todos los hábitos antiguos y soy libre de planificar mi vida según mis pensamientos.

Haz pausas mientras comes

Cuando comemos suceden cosas muy complejas en nuestro cuerpo. Y, dado que son tan complejas y variadas, también pasan cosas muy asombrosas, con las que quizás no habíamos contado.

Por ejemplo, el cerebro necesita veinte minutos, algo realmente sorprendente, para darse cuenta de que ya estamos más que llenos.

¿No es extraño? ¿Estamos comiendo y nuestro cerebro no detecta que ya hace rato que hemos ingerido suficientes alimentos?

Aunque parezca increíble, es verdad. Pero vayamos por partes. Ante todo, ¿cómo se produce el hambre?

Unos estudios han mostrado[12] que existe una región en el cerebro responsable de nuestra sensación de hambre. La investigación sobre el cerebro nombra a esta área del cerebro la «región del hipotálamo». Allí es donde los llamados «receptores del apetito» reaccionan a los avisos de hambre que han sido comunicados químicamente.

Cuando a nuestro cuerpo le falta algo el cerebro recibe señales. La parte del cerebro que las recibe transmite esta información a otras áreas del cerebro que están relacionadas con las emociones, los sentimientos y el pensamiento.

Allí es donde los mensajes de los receptores del apetito desprenden emociones, que son las que nos transmiten la sensación de hambre. No nos sentimos bien y queremos satisfacer única y exclusivamente ese deseo de comer.

---

12. National Institutes of Health (NIH), 9000 Rockville Pike Bethesda, Maryland 20892.

Es decir, eso que denominamos apetito no es más que una reacción a la sensación desagradable de hambre que nos llega del cerebro.

La sensación de hambre empieza en el cerebro

Dado que esta sensación de hambre es tan desagradable, nos queremos anticipar a ella antes de que nos vuelva a torturar. Para ello, hemos encontrado un método muy simple: hemos aprendido, o mejor dicho, nos hemos entrenado a comer en determinadas horas del día.

Nuestra mente nos ha entrenado para comer constantemente

En teoría, esto se puede comparar con los animales de laboratorio, que quieren evitar sensaciones desagradables y para anticiparse a los electroshocks, por ejemplo, hacen cosas extrañas cuando oyen una campana u otra señal.

Nosotros hacemos exactamente igual. Para no tener que sufrir esa sensación de hambre que tanto nos tortura, somos previsores y comemos con antelación.

Esta cadena de información, de nuestro cerebro a nuestros sentimientos y la generación del hambre, funcionan de manera rápida y sin dificultades, puntual y sin retraso.

Pero ¿qué pasa cuando es al revés? Es decir, la cadena recorre el camino del cuerpo al cerebro.

Cuando empezamos a comer llega un momento en que el cuerpo reacciona con la sensación de saciedad. Ésta nos demuestra que nos hemos librado del hambre. Pero la sensación de saciedad se genera de nuevo en el cerebro. El llamado neurotransmisor serotonina es el responsable.

Simultáneamente, mientras comemos, se liberan diferentes proteínas (péptidos) en el conducto digestivo. Éstos mandan señales al cerebro de que termine la ingestión de alimentos o que, por lo menos, la reduzca.

En realidad, es un muy buen sistema, pero el mayor inconveniente es que pueden pasar veinte minutos hasta que el cerebro registra la sensación de saciedad y la transmite al organismo.

El cerebro necesita veinte minutos para darse cuenta de que el organismo ha ingerido suficientes alimentos

La mayoría de nosotros, a los veinte minutos ya hemos salido por la puerta del restaurante de comida rápida. Entonces es cuando el cerebro se va dando cuenta de que posiblemente hayamos comido demasiado.

Las cadenas de comida rápida favorecen mucho el sobrepeso. Cuanto más rápido comemos, más alimentos ingerimos, porque la sensación de saciedad surge mucho más tarde.

A la hora de comer no hay que saciar sólo nuestro estómago sino también, sobre todo, nuestro cerebro

Para conseguirlo, necesitamos comer pausadamente.

Antes se predicaba que se debía masticar hasta veinte veces cada bocado. Esto favorecía la digestión para que la comida no fuera a parar al estómago en trozos muy grandes y cayeran como piedras.

En realidad, hoy en día se sabe que resulta más fácil hacer la digestión si masticamos más la comida. Los responsables de digerir los alimentos son unos enzimas presentes en la saliva que los descomponen mucho mejor que nuestro estómago.

No sólo asimilamos los alimentos con más facilidad, sino que disponemos de más energía, ya que nuestro cuerpo no la necesitará para hacer la digestión.

Hoy en día se sabe que la gran ventaja de esto es que si masticamos más los alimentos no conseguiremos nunca llenar nuestro estómago hasta reventar, porque la sensación de saciedad que aparece al cabo de veinte minutos nos lo impedirá rápidamente.

Hace unos años tuve problemas con una muela durante mucho tiempo. A pesar del tratamiento que seguía, la tuve muy sensible casi un año entero y me acostumbré a masticar lo menos posible. Ese año engordé siete kilos, sin haber cambiado mis hábitos alimenticios.

Al cabo de un año, por fin encontré un dentista que supo reconocer el verdadero problema y me solucionó el problema, de manera que pude volver a disfrutar masticando por ambos lados y perdí de nuevo los siete kilos sin haber cambiado mis hábitos alimenticios. Por aquel entonces, todavía no había descubierto la relación, ahora tengo claras muchas más cosas.

Eso de masticar tanto rato seguramente no se le da bien a todo el mundo. A algunos les parece cansado.

Hay una alternativa muy buena e incluso mucho más fácil de llevar a cabo: hacer pausas.Si nos detenemos mientras comemos no ingeriremos tantos alimentos, porque la sensación de saciedad ya nos frenará de manera muy natural.

Hacer pausas es uno de los recursos más fáciles y efectivos para adelgazar

Obsérvate a la hora de comer. ¿Cómo ingieres los alimentos? ¿Te lo metes todo directamente en la boca? ¿Eres el primero o el último en acabar? ¿Hay alguna presión interior que te obliga a terminar el plato lo más rápido posible?

¿Te comportas como si te tuvieran que quitar la comida?

Cuanto menos conscientes seamos a la hora de comer, más engordaremos

Existen muchas investigaciones diferentes que confirman exactamente esta relación.

Cuando comemos el cerebro libera serotonina

La serotonina es una hormona de la felicidad. Cuando ingerimos alimentos nos sentimos bien. ¡En realidad esto es fantástico!

Sí, pero...

Cuando comemos demasiado rápido y, sobre todo, inconscientemente, a veces no notamos esta hormona de la felicidad. Sí que la recibimos, pero realmente no la apreciamos. Así que seguimos comiendo, incluso más rápida y frenéticamente para conseguir de una vez los esperados niveles de serotonina. Mientras sigamos comiendo inconscientemente no notaremos la serotonina.

De este modo no aparecerán los sentimientos de felicidad, al contrario, justamente porque hemos comido tanto nos sentiremos mal y culpables.

Y, dado que nos sentimos mal y culpables, sólo hay una solución: comer para poder sentir la serotonina.

Muchas personas llevan años atrapados en este extraño bucle y, además, se sorprenden cuando se miran al espejo y ya no se gustan.

Y es que es tan fácil…

Una vez empecemos a comer conscientemente y a disfrutar de la comida, sentiremos toda la hormona de la felicidad que libera nuestro cerebro. Notaremos el grado de saciedad, dejaremos de comer cuando sintamos que ya hemos digerido demasiado alimento y nos sentiremos llenos y satisfechos.

Ejercicio

- Sea lo que sea que quieras comer, te recomiendo sobre todo que comas despacio y de forma consciente.
- Tómate tu tiempo mientras comes.
- Acostúmbrate a ir haciendo pausas, independientemente de lo rápido que comas.
- Deja los cubiertos de vez en cuando.
- Come todo lo quieras, pero dale la oportunidad a tu cerebro de poder generar la sensación de saciedad.
- No leas al mismo tiempo ningún libro o periódico.
- Tampoco mires la televisión.
- Disfruta cada bocado.
- Intenta adivinar el sabor de los diferentes ingredientes y especies.
- Siente el placer que te ofrece la comida.

Poder comer fácilmente de manera consciente

Hay infinitas posibilidades de retardar la ingesta de alimentos de manera divertida y hacerla consciente. Porque comer hace feliz y es divertido. Entonces ¿por qué no empezamos ya a divertirnos comiendo?

- ¿Qué te parecería, por ejemplo, intercambiar el cuchillo y el tenedor?
- ¿O comer con la mano izquierda, que está desentrenada?
- Por un lado, esto te hará reír, y por el otro le estarás dando tiempo a tu cerebro.
- Atrévete a comer con palillos.
- Pero pruébalo con cosas que no estén pensadas para comer con palillos: palomitas, patatas, palitos salados, frutos secos, etcétera.
- Juega con tu pareja a poneros la comida en la boca mutuamente.

De esta manera, por un lado, conseguiremos no meternos en la boca cinco o seis trozos a la vez y, por el otro, seremos conscientes de qué alimentos ingerimos y cuánta cantidad.

Con los ojos vendados

Hay una posibilidad todavía más sorprendente que podríamos realizar algún día:

- Intenta comer con los ojos vendados.

De este modo podremos tomar conciencia de lo que comemos. Los ojos vendados nos obligan a prestar especial atención.

No hace mucho, un programa de televisión sobre salud enseñó un estudio que se hizo en Francia y Suiza en el que las personas que se vendaban los ojos comían hasta un 30 % que sin venda. Dado que perdían uno de los sentidos, eran más conscientes a la hora de comer y notaban su grado de saciedad mucho antes.

Además, eran capaces de explicar lo que habían comido con mucha más precisión.

También aquí se demuestra que, si comemos conscientemente, no sólo notamos el efecto de la serotonina, sino que percibimos con más facilidad el grado de satisfacción.

Además, todos los participantes del estudio detallaron que les había gustado más la comida.

Hay otro juego que nos facilita tomar conciencia de lo que comemos.

- Cuando salgas a comer con tus amigos o conocidos, o cocines para tus amigos, organiza un pequeño concurso.
- A ver quién adivina todos los ingredientes utilizados.
- Cada uno escribe lo que cree en un papelito.
- Gana quien haya adivinado la mayoría de ingredientes.

Este juego es muy divertido y cambia nuestra percepción de las cosas. Si alguna vez propones este juego, la gente quedará tan contenta que todos querrán repetirlo de nuevo y ser ellos los que preparen la cena para invitaros.

Comer es divertido, sobre todo si lo hacemos conscientemente

Si consideras esta única clave, difícilmente seguirás engordando.

Tendrás una nueva percepción corporal.

Descubrirás que eres feliz comiendo.

Tu cuerpo te explicará qué alimentos necesita en ese momento.

Por fin podrás confiar en tu apetito.

Te sentirás más equilibrado. Las hormonas de la felicidad crearán una nueva sensación en tu cuerpo.

Querido Pierre:

Tres semanas después de tu seminario mi vida se llenó de cambios que son simplemente fabulosos, fantásticos. Son tan profundos que sólo puedo darte las gracias por este regalo de la vida.

Saludos cordiales,

M.

Estimado Pierre:

Sólo puedo decir que tu método funciona y que lo recomiendo a todo el mundo. Un truco tan pequeño con un efecto tan grande.

Doris

Afirmaciones

- Doy las gracias por la comida y bebida que alimenta mi cuerpo.
- Disfruto cocinando platos exquisitos y saboreo cada bocado.
- Comer es el mayor placer, por eso lo prolongo tanto como puedo.

- Dispongo de todo el tiempo del mundo para comer.
- Soy un sibarita.
- Mastico con conciencia y cuidado.
- Ingiero los alimentos con atención.
- Sé lo que mi cuerpo necesita en todo momento.

Clave 6
Obsérvate con una mirada enamorada

El deseo de la belleza

En la clave 3 ya hemos tratado el tema de nuestras convicciones negativas. Hemos descubierto nuestros patrones inconscientes y hemos empezado a transformarlos.

De modo que hemos cambiado nuestras convicciones de dentro hacia afuera.

Pero también podemos hacerlo al revés: de fuera hacia adentro. Cambiamos la visión sobre nosotros mismos y, de este modo, también nuestra convicción.

A la mayoría no nos resulta fácil encontrarnos guapos a nosotros mismos. Al contrario, somos nuestro primer juez. Constantemente tenemos algo que comentar sobre nosotros. Y nuestro cuerpo es el que más recibe.

Esto se demuestra cuando nos ponemos ante el espejo. Y lo peor viene cuando estamos desnudos también delante del espejo. No nos gusta lo que vemos reflejado. La imagen que nos muestra el espejo es descarada. Vemos clarísimamente un cuerpo que no nos gusta y si no nos gusta a nosotros, nos preguntamos ¿a quién le va a gustar?

No creemos en la belleza personal.

Todas las esperanzas e ilusiones de nuestra juventud han muerto y se plasman de manera clara en nuestro cuerpo.

Muchos nos desesperamos cuando nos contemplamos desnudos ante el espejo. De hecho, es el peor juicio que le podemos hacer a nuestro cuerpo porque él y cada una de las células que lo componen asimilan ese rechazo y se ajustan a él. De esta manera enviamos una orden directa a nuestro cuerpo, y esta orden tiene un impacto bastante fuerte.

Si nos rechazamos, los demás también nos rechazarán

¡Modifica la actitud que tienes hacia ti mismo!

Claro que podemos desear ser bellos siempre, pero a fin de cuentas, sólo se impone nuestra convicción. Lo pensamos continuamente, día tras día y noche tras noche. Y, dado que cada pensamiento lucha por ser realizado, nos guste o no, debemos modificar la actitud que tenemos hacia nosotros mismos, de manera que nuestros pensamientos inconscientes correspondan a nuestros deseos conscientes.

Existe un camino muy efectivo para poder cambiar la actitud general hacia uno mismo en el menor tiempo posible. En mi libro *Erfolgreich wünschen* (*Desear con éxito*) ya traté el tema de cómo se podía modificar la imagen de uno mismo en el menor tiempo posible. Pero los lectores me piden incesantemente que describa con más precisión los *ejercicios frente al espejo,* que resultan igual de fáciles y efectivos. Quiero cumplir con estas peticiones, pero antes me gustaría explicar la anécdota de una mujer a la que le cambió la vida gracias a este ejercicio.

Cómo el patito feo se convirtió en una mujer maravillosa

Una noche, al salir de uno de mis talleres diarios, se me acercó una mujer muy atractiva y elegante y me contó que había realizado el ejercicio delante del espejo cada noche durante algunas semanas. Al principio le parecía ridículo y no se creía sus palabras, pero al cabo de pocos días algo empezó a cambiar. No físicamente, sino en su mente. A su mente le parecieron divertidas las palabras que repetía y empezó a creer en ellas. No habían pasado ni tres semanas cuando la gente empezó a hacerle comentarios sobre su cambio físico. A pesar de que ella no se creía que su cuerpo había cambiado, los otros sí. Lo asombroso era que no le pasó sólo una vez, sino una y otra. De repente, sus amigos, conocidos, su madre y compañeros de trabajo vieron algo diferente en ella, algo nuevo.

Esto le sorprendía mucho porque nadie nunca se había fijado en ella. Todas sus amigas hacía tiempo que vivían con sus parejas o incluso ya estaban casadas, sólo faltaba ella. Y le parecía un hecho totalmente comprensible, ya que, después de todo, ni ella misma se encontraba guapa. Más bien se veía como el patito feo y esta actitud se plasmaba en el exterior.

Estuvo soltera durante muchos años, soltera convencida, como subrayaba ella. Con voz entristecida decía que simplemente había asumido esa situación.

Más tarde empezó a realizar el ejercicio del espejo y todo cambió.

Hace un año que está locamente enamorada y se va a casar. Para ella es como si la evolución de su cuerpo y el cambio en su atractivo fueran un milagro. Sobre todo al haber descubierto una sensualidad propia que permanecía oculta hasta ahora. De repente se veía sexy y guapa. De alguna manera le pareció que la vida acababa de empezar.

Y luego dijo, guiñando un ojo, que este ejercicio también era definitivamente una guía para tener una vida sexual más satisfactoria.

A través del *ejercicio delante del espejo* nuestro cuerpo cambia porque nuestra actitud general se ajusta a él. Empezamos a aceptarlo y a quererlo de nuevo.

Lo que queremos lo tratamos bien

Empecemos, pues, a tratar bien a nuestro cuerpo. A veces, ocurre de manera inconsciente. Casi sin notarlo, le prestamos más atención y le regalamos cosas que necesita como movimiento y alimentación sana o amor y cariño. En ocasiones, nos sorprende ver lo ágiles y flexibles que somos o lo bien que hacemos deporte. Pero no lo hacemos por obligación, sino porque queremos.

Ejercicio de belleza: La meditación frente al espejo

Todo lo que necesitas es tranquilidad, un poco de tiempo y un espejo grande. Quizás también algo de valor.

Para ello, escoge un momento en que nadie ni nada te pueda molestar y no tengas que preocuparte por si alguien te pilla por sorpresa.

Por favor, descuelga el teléfono y conecta el contestador automático.

Si no encuentras ningún momento en el que estés solo en casa, escoge una habitación donde no te moleste nadie durante un rato. También puedes cerrar la puerta con llave.

Estaría bien que la luz fuera agradable y suave, puedes encender unas velas. Y lo más importante es que el espejo sea realmente grande. Si es del tamaño de tu cuerpo, mejor. La temperatura ambiental debería ser más bien cálida, así que puedes encender tranquilamente la calefacción.

También puedes poner música, si quieres. Así te sentirás un poco menos tenso. De todos modos, reserva un tiempo para llevar a cabo tu pequeño proyecto y no quieras hacer las cosas deprisa.

Cuando estés preparado intenta encontrar una posición cómoda, en la que te sigas viendo en el espejo. Si te apetece sentarte en una silla o en el suelo, adelante.

Cuando hayas encontrado tu posición, relájate y tranquilízate poco a poco.

Mejor espira un par de veces hasta que estés conscientemente concentrado en ti y hayas eliminado la prisa y el estrés del día.

Porque ahora harás algo a lo que seguramente no estás acostumbrado. Sólo te preocuparás de ti mismo.

Ahora obsérvate tranquila y pausadamente.

Quizás te observarás con una sonrisa en los labios, o quizás con cara de preocupación. Tal vez, estás un poco nervioso porque no sueles mirarte tan conscientemente al espejo. Sólo créetelo y deja fluir los pensamientos. Todo pensamiento está permitido. Para ello, cuenta con todo el tiempo del mundo. Finalmente, no mires a nadie más que a ti mismo.

Cuando notes que va surgiendo la paz interior y te puedes mirar relajadamente, entonces viene la parte real de nuestro ejercicio. Te empiezas a desnudar lentamente, prenda por prenda. Hazlo con cuidado y conciencia, como si desnudaras a una persona con la que tienes mucha confianza. Tómate tu tiempo.

Como una flor que se abre hoja por hoja, te vas mostrando poco a poco en tu reflejo

Para ello, obsérvate tranquilamente. Es tu cuerpo, tu cara, tu pelo, tus manos, tus pies, tu color de piel.

¿Cómo te ves? ¿Te puedes contemplar con amor o automáticamente le pones pegas a tu cuerpo? ¿Qué sentimientos percibes?

Cuando te desnudas, las emociones juegan un papel muy importante porque descubres muchas caras de ti mismo: tristeza, miedo, orgullo, rabia, contradicción, curiosidad, placer, quizás también frivolidad... y, naturalmente, vergüenza. Cuando nos observamos desnudos nos ponemos en contacto con nuestros puntos débiles. Muchas veces nos avergonzamos de no poder aguantar el hecho de ser diferentes. Nos avergonzamos de nuestro propio cuerpo, que quizás ya no encontramos suficientemente delgado o musculoso. Nos avergonzamos de tener el pecho demasiado pequeño o grande, con demasiada barriga, las caderas muy anchas o estrechas, nalgas demasiado grandes o pequeñas. Siempre hay algo de lo que nos avergonzamos.

No importa lo bien que nos vaya en el trabajo, lo mucho que nos acepten nuestros amigos, si somos unos cracs deportivos o si nos han admirado en la vida, cuando estamos desnudos nos da miedo que no nos quieran o que nos rechacen.

Quizás, para familiarizarse con su propio cuerpo sin evaluarse, se necesite mucha paciencia y cuidado.

A menudo se siente tristeza y rabia por lo vivido, o por lo no vivido.

La peor experiencia es el anhelo no cumplido

Quizás es por eso que sientes melancolía de todos esos años perdidos. Y tal vez te vienen a la memoria recuerdos que tenías más que enterrados y de los que ni te acordabas.

Acepta estos sentimientos, forman parte de ti

Quizás recuerdes palabras o frases que dijeron sobre ti o sobre tu cuerpo, heridas emocionales que te causaron en su día dolores que todavía hoy no han sanado, experiencias que reprimes constantemente.

Cuanto más te observes en el espejo más cosas te van a pasar. Normalmente, después de ducharnos sólo echamos un rápido vistazo a nuestro cuerpo desnudo, pero ahora le vamos a prestar toda nuestra atención. Y esto va a cambiar nuestra visión porque volveremos a tomar conciencia de nuestro cuerpo.

Observa tranquilamente las partes de tu cuerpo que rechazas. Seguramente hay partes que no soportas. Obsérvalas e intenta entender por qué tu cuerpo las ha desarrollado. Probablemente, has engordado tanto a causa de la comida para que poder superar unas experiencias concretas de tu vida. Tu cuerpo te ha ayudado a llevarlo bien.

Ha almacenado todos esos alimentos con mucho cariño, lo que ocurre es que eran demasiados para él. Lo ha hecho en silencio. Intenta no castigarlo por esto, sino estarle agradecido.

Quizás no te gusta tu cara u otras partes de tu cuerpo. Entonces piensa en todo lo que podrías hacer únicamente siendo así, y no de otra manera. Empieza a entender que tu cuerpo siempre está de tu parte. Desde que naciste, desde que respiraste por primera vez ha estado siempre allí para ti.

¿Cuántas veces has estado tú para él?

¿Cuántas veces te ha fallado tu cuerpo? ¿Y cuántas veces te has tomado tiempo para agradecerle realmente todo lo que ha hecho por ti?

Quizás ahora quieras tomarte algo de tiempo para darle las gracias, porque respira, porque ingiere alimentos y te nutre y porque elimina las toxinas que no necesita.

Dale las gracias a tu cuerpo por trabajar tanto. Cada día, cada minuto está ahí para ti. Nunca se rinde. No importa lo mucho que le exijas o maltrates. No importa lo mucho que le ofendas o menosprecies.

**Nuestro cuerpo es maravilloso.
Sin él no podríamos experimentar
tantas cosas magníficas**

Préstale a tu cuerpo toda tu atención a cambio de su rendimiento incansable. Siente la gratitud que le muestras. Adéntrate conscientemente en ese sentimiento.

Observa tu cuerpo y alégrate de todo lo que realiza para ti. Gracias a él puedes andar, correr, nadar, hablar, ver, amar, reír, trabajar...

También puedes darle la vuelta al pensamiento e imaginarte qué es lo que no podrías hacer si algunas partes de tu cuerpo estuvieran indispuestas y se negaran a cumplir con su trabajo.

¿A qué no renunciarías por nada en el mundo? Seguramente se te ocurrirán miles de cosas. Acostúmbrate a dar las gracias por todas las posibilidades que te ofrece tu cuerpo.

Si empezamos a dar las gracias, sentiremos el amor hacia nuestro cuerpo

Siente ese amor de manera consciente. Tómate tu tiempo. El amor es la energía más poderosa que le podemos regalar a nuestro cuerpo.

Este ejercicio es más profundo de lo que seguramente pienses en este momento porque transformará todo tu interior.

Descubre lo guapo que puedes llegar a ser

Después de observarnos con toda tranquilidad, le damos una dirección a nuestros pensamientos: nos contemplamos con una mirada enamorada. Cuando sonríes, automáticamente se te pone esa mirada.

Simplemente mírate y sonríe. Es imposible sonreír y pensar cosas negativas a la vez.

Sonreír elimina todas las dudas

¿Cómo te sientes? ¿Estás nervioso? ¿Sientes curiosidad? ¿Estás impaciente? ¿Te pasan pocas cosas? ¿Tienes prisa? Cuando sientas que quieres continuar, entonces tómatelo todavía con más calma.

La prisa también es una forma de escapar

Estamos acostumbrados a hacer las cosas de manera muy rápida y superficial. No hay nada en la vida que pueda ir ya tan rápido. Cuando vamos deprisa nos olvidamos de lo más importante.

Pero esta vez nos tomaremos mucho tiempo.

A todos nos gusta que nos miren. La manera más íntima e intensiva de que nos miren es mostrarse desnudo. Así que obsérvate con toda tranquilidad en tu desvergonzada belleza.

Observa tu respiración y cómo sube y baja tu pecho. ¿Sabías que tu cuerpo realiza este trabajo 12.000 veces al día? Lo hace sin necesidad de que lo controles.

Observa la piel, las articulaciones. Siente el calor y la intimidad de ese instante.

Cuando tengas la sensación de haber fortalecido lo suficiente tu cuerpo con esa energía del amor, dirige tu concentración a lo que te gusta de él. Puede ser el pelo, la boca, los hombros, los dedos, el dedo grande del pie, los pechos o las nalgas. Puede ser la curvatura de tu cuello, o quizás los muslos, los genitales, o el ombligo. Pero siempre habrá algo que te guste.

Contempla todo lo que observes sonriendo.

Cuando sonríes tu alma también sonríe

Cuando sonríes atraes facilidad a tu vida. Todo lo que es fácil empieza a fluir. Todo lo que fluye se une con el curso de la vida. Siente cómo se manifiesta la verdadera belleza en tu interior.

Sólo te has apartado de ella. Te separaste de tu verdadera belleza por culpa de todos esos juicios que te hacía la gente cada día.

Dirige toda tu atención a lo que te gusta de ti y repite las siguientes frases, si así lo crees. Si no, simplemente, piénsalas e imagínate cómo sería si lo sintieras así:

Estoy abierto y preparado
para que mi deseo sobre la belleza
se manifieste ahora en mi vida.

Ahora puedo sentir
el milagro de la vida en mi vida.
Sé que los pensamientos negativos
provienen de otras personas
y que se debilitarán
más y más, día tras día.
Quiero a mi cuerpo
y lo observo lleno de admiración.
Soy guapo y maravilloso
y me queda bien ser así.
Estoy agradecido por mi belleza
y salud.

Tómate tu tiempo. Puedes pensar o decir las frases como quieras.

Siente cómo tu cuerpo absorbe cada respiración y la convierte en energía optimista.

Mírate desde diferentes perspectivas. Al cabo de un rato crecerá el sentimiento de amor hacia tu cuerpo porque habrá cambiado la mirada hacia él.

Quizás incluso vuelves a reconocer tu cuerpo y te sientes orgulloso de él. Qué maravilloso sería para él si le volvieras a querer. El amor cura todas las heridas. El amor crea la verdadera belleza. Puede que ahora quieras enviar esta energía específicamente a tu cuerpo. Entonces, contempla una parte concreta de tu cuerpo, por ejemplo la mano, y di: «Quiero a mi mano». Luego pasa al codo y di: «Quiero a mi codo… Quiero a mis hombros… Quiero a mi cuello».

Observa cada parte de tu cara y di: «Quiero a mi pelo. Quiero a mi frente. Quiero a mis ojos». Hazlo con todas las partes de tu cuerpo a las que quieras enviar esta energía.

Empieza a aceptar tu cuerpo y reconcíliate con él. Es tu cuerpo. Tú le has herido, le has dejado cicatrices y lo has descuidado. ¿Cuántas veces le has insultado? ¿Y torturado? ¿Cuántas veces le has hecho hacer cosas que él no quería o no le sentaban bien? Ahora obsérvate de nuevo.

Contémplate con el sentimiento más positivo que seas capaz de experimentar. Hazlo con gratitud y voluntad, o con amor y admiración. Puede que incluso te encuentres atractivo y lo puedas disfrutar.

Posiblemente notes cómo tu cuerpo empieza a cambiar bajo tu cariñosa mirada.

Permite que tu subconsciente le enseñe al cuerpo a ser tú mismo

Siente cómo se empiezan a desplazar y a modificar las energías, se ponen en movimiento cargadas de fuerza. Nota lo bien que te sienta.

En todos los cuerpos existe belleza; en cada músculo, anhelo de relajación; en cada célula, el deseo de equilibrio. Con cada respiración tu cuerpo se llena de un nuevo enfoque. Ahora te puedes permitir admitir la verdadera belleza. En algún momento, tu cuerpo empezará a recibir información nueva, la información «soy guapo». Ahora ya entiendes el dicho: «La verdadera belleza está en el interior». Sólo tú puedes moldear tu belleza. Tus pensamientos sobre ti mismo influyen en tu cuerpo. Siente la fuerza y la energía que se forma a través de tu belleza interior. Dirige la atención a esa fuerza radiante. Siente cómo todas las moléculas de tu cuerpo se desarrollan según tus pensamientos. Tu cuerpo almacena toda la información que tú le das. Pronuncia o piensa esta frase tantas veces como quieras: «Soy hermoso y maravilloso».

A través de nuestra nueva percepción, conectamos nuestro cuerpo con el concepto de belleza

Cuando llegues a este momento, inspira y espira profundamente un par de veces, mueve tu cuerpo de forma consciente y despídete de tu reflejo.

Vístete de nuevo con tranquilidad o, si estás solo en casa, quédate desnudo y disfruta de tu nueva percepción corporal.

Hagas lo que hagas ahora, debes permanecer en contacto con lo que ha quedado afectado en tu interior.

Si hacemos este ejercicio durante unos cuantos días, si prestamos mucha atención a nuestro cuerpo durante algún tiempo, cada vez descubriremos más partes que nos gustan. Cada día que pasa nos aceptaremos más. Nuestro cuerpo es bonito y maravilloso. Con él podemos hacer multitud de cosas y, como le prestamos atención y reconocimiento, cada día es más bello.

Empezamos a percibir su belleza interior y ésta atrae la belleza exterior. La abundancia atrae incluso más abundancia a nuestra vida.

Y, de hecho, así es cómo nuestro cuerpo se vuelve más bello.

Si, a partir de ahora, enviamos el deseo «soy guapo» y estamos totalmente convencidos de nuestras palabras, nuestra resistencia interior ya habrá disminuido considerablemente. Y si lo hacemos cada día ante el espejo va a menguar cada vez más, hasta que ya no exista. Por fin, podremos manifestar el deseo.

Ejercicio

- Relájate delante del espejo.
- Empieza a desnudarte.
- Agradece a tu cuerpo todo el trabajo que realiza para ti.

- Fija la atención en lo que te gusta de tu cuerpo.
- Envíales amor.
- Conéctate con esa belleza.
- Mantén la imagen de tu belleza en la cabeza.

Dejo entrar a mi belleza

Las convicciones que tenemos interiorizadas pueden generar tal fuerza, que hasta un cuerpo hermoso puede transformarse cada vez más en sus prejuicios.

Pero lo positivo es que le podemos volver a dar la vuelta a este desarrollo de la misma manera, e incluso más rápido, de lo que pensamos muchos de nosotros.

Esto es lo que explica la siguiente historia, que me parece muy significativa, porque nos muestra la clave más importante con respecto a nuestra belleza.

La mujer que tenía miedo de su propia belleza

En uno de mis seminarios una señora me explicaba que ella misma se encontraba tan poco encantadora que cuando su pareja empezó a interesarse por ella no se creía ni una palabra de lo que le decía. Aunque le manifestara su amor una y otra vez, ella dudaba de la veracidad de sus palabras.

Incluso cuando ya estaban juntos ella seguía sin creer ni una palabra. Llegó a engordar una barbaridad para dejarlo y demostrarle que se equivocaba, pero él permaneció a su lado. En ningún momento se le ocurrió dejarla. Ella engordó todavía más y se llamaba a sí misma «culo gordo». Al cabo de dos años había engordado 28 kilos. ¿Quién iba a querer vivir con alguien así?

Pero cuando el hombre pronunciaba esas palabras bonitas no se refería a su físico, sino a ella como persona. A él le daba igual lo que hiciera con su cuerpo. Él la quería a *ella*. Él se quedó a su lado y la seguía admirando igual.

Ella era, como decía, una masa gorda y asquerosa. Toda su belleza desapareció. Su madre la llamaba «pez globo» y su hombre ¡le pidió que se casara con él!

Le parecía increíble. Ya desde su infancia oía lo tonta, estúpida, ingenua y poco encantadora que era. Su padre le negó todo. Todas esas realidades se enterraron profundamente en su sistema celular. Ya no quedaba espacio para otras realidades.

Para encubrir y contrarrestar todas estas deficiencias, en su adolescencia y juventud cuidó mucho de su físico. Todos la consideraban muy atractiva. Pero ¿de qué le servía eso si ella realmente se sentía menospreciada? No en cuanto a su físico, sino interiormente.

Gracias a su belleza, cuando era joven, en muchas ocasiones trabajó como modelo. Tenía muchos pretendientes, cosa que nos gustaría a todos, y aun así, esto era justamente lo que más le preocupaba. ¿Cómo podía distinguir si un hombre la quería realmente a ella, o sólo a su físico? ¿Y qué pasaría si alguien descubría lo tonta, ingenua y rara que era en realidad?

No lograba dejarse llevar realmente y confiar en lo que sus parejas tanto le repetían. Y así se fueron rompiendo las relaciones, una tras otra. Sabía de sobras que ella tenía gran parte de culpa, porque no creía en las promesas de amor, cosa que hacía que todos los hombres dijeran «basta» algún día. Era increíblemente guapa, pero se sentía aislada en su interior.

Naturalmente, así no había podido experimentar nunca el amor. No quería a su interior. Ni a ella, ni a los demás. Ella quería a su cuerpo y pensaba que los demás también sólo podrían quererla por su físico, pero nunca por su verdadero ser.

Hasta el día que llegó una persona que por lo visto se adentró más profundamente en su personalidad. A ella le parecía tan increíble que abandonó la belleza fingida. Y cuando su marido se quedó a su lado, a pesar de haber perdido ese maravilloso cuerpo, fue cuando se abrió al milagro del amor.

Por muy maravilloso que fuera su cuerpo, ella volvió a su realidad interior: «No soy maravillosa». La frase sugestiva de su padre permanecía aún viva quince años más tarde.

Y cuando se dio cuenta de que esa frase sugestiva que asumió en su día no era cierta, sino que simplemente era la opinión de su padre y que existía un hombre que la quería de verdad, su cuerpo cambió a una nueva belleza.

Cuando empezó a aceptarse realmente a sí misma pudo aceptar el amor de otros

Hoy está delgada y tiene la figura soñada. Pero además tiene algo que antes no tenía: unos ojos radiantes de felicidad. Esta mujer solía contemplarse en el espejo, pero en realidad no se veía a ella, sino sólo a su cuerpo, en el que podía invertir como capital.

Hoy se ve a ella. Hoy ve lo hermosa que se ha vuelto.

Cuando le pregunté qué hizo para volver a adelgazar, tan sólo me dijo que empezó a observarse de otra manera. De repente, le gustaba lo que veía en el espejo. A pesar de que su cuerpo había perdido toda su belleza, ella se gustaba. Se observaba con una mirada enamorada.

Y cuando leyó lo que yo había escrito sobre meditar delante del espejo se sintió plenamente reafirmada.

Observarse con una mirada enamorada es una de las claves principales para conseguir un cuerpo maravilloso

Afirmaciones

- Soy una persona guapa y cada día lo soy más.
- Soy una persona única en este mundo.
- Estoy en sintonía con la belleza.
- Me contemplo con la mirada llena de felicidad.
- Me quiero en todo momento tal como soy.
- Me gusta mi sensualidad.
- Me gusta mi feminidad/masculinidad.
- Soy una persona maravillosa.
- Mi cuerpo y yo estamos unidos al amor.
- Permito que mi belleza interior y exterior entren en contacto.

Clave 7
Habla sólo en positivo con tu cuerpo

Comunícate con tu cuerpo

Como ya sabemos, la mayoría nos hemos acostumbrado a no ser especialmente amables con nosotros mismos. Decimos cosas sobre nosotros que no le permitiríamos a nadie más. Concebimos los insultos más fuertes para nosotros y los pensamos, o a veces incluso los pronunciamos en voz alta.

Justamente éstos son nuestros deseos diarios que actúan incesantemente, ya que se convierten en convicciones.

Hagamos memoria: si pensamos siempre en negativo sobre nosotros, las áreas responsables de nuestro cerebro se transforman y nuestro cuerpo recibe hormonas y neurotransmisores, que lo van formando según los pensamientos que tenemos acerca de nosotros.

La gente no deja de preguntarme cómo se podría modificar este inquietante diálogo interior. En realidad es muy fácil:

identificar – eliminar – reemplazar

1. Identifica lo que te dices a ti mismo

- Dirige tu conciencia hacia todas las observaciones diarias que haces sobre ti.
- Anota cada pensamiento y cada observación sobre ti en una libreta.

Todo lo que disfrazamos en forma de bromas o sarcasmos también tiene un efecto considerable, porque la mente no sabe abstraer, ni diferenciar la broma de la seriedad.

Cuando se hacen bromas, la mente entiende lo siguiente: has encontrado una manera sutil para poder esquivar los defectos aparentes. Antes de que alguien te lo pueda reprochar, te lo dices a ti mismo en forma de broma. Para tu mente, tu convicción es bastante clara.

Lo que vemos en el espejo no es más que el resultado de la opinión actual que tenemos sobre nosotros

2. Deja de atraer constantemente fealdad a tu vida

- Cada vez que seas consciente de haber pensado en algo autodestructivo, olvídalo por un momento y no le des más fuerza.
- Aun cuando creas que ese juicio destructor es real, no lo persigas.
- Tampoco juzgues si es correcto o falso, simplemente, no te obsesiones con ese pensamiento.

Y en cuanto descubras que estás pensando una frase de ésas, párate un momento. Sonríe con satisfacción y alégrate. Significará que estás tomando conciencia. Sólo hay una cosa que no debes hacer bajo ningún concepto: ¡enfadarte!

A partir de ahora, para acabar con las frases negativas, debes empezar a afirmar lo siguiente:

- Cada vez que piense algo negativo sobre mí o lo exteriorice seré consciente y me quedará claro que sólo se trata de pensamientos.
- Estos pensamientos pertenecen al pasado y, en algún momento, determinaron mi vida.
- Ahora mi vida cambia porque también están cambiando los pensamientos sobre mí.
- Mi propia realidad es la única realidad válida para mí.
- Mi vida se desarrolla según esta realidad.

La mente aprende increíblemente rápido. Pronto, cuando se esté creando una frase negativa y se empiece a formar en tu boca, comenzarás a sonreír y dejarás a un lado ese pensamiento. Como te parecerá raro y desconocido ya no querrás pronunciarlo. Pero ¿por qué? Porque te habrás dado cuenta de que es ridículo y perjudicial pensar mal sobre ti, así como *ajustar* tu cuerpo hacia la dirección negativa.

3. Habla con tu cuerpo en positivo y hazlo en voz alta

En el tercer paso podemos invertir la autosugestión negativa que hemos utilizado hasta ahora y convertir la polaridad en positiva. Debemos hablar con nuestro cuerpo, pero ahora de una manara armoniosa y agradable.

Pero sobre todo debemos pronunciarlo en voz alta.

La palabra hablada tiene más fuerza que un pensamiento mudo

Hay un sinfín de investigaciones que demuestran que el cuerpo acoge las vibraciones de la voz y se ajusta a ellas.

Las células *escuchan* el sonido y la frecuencia de nuestra voz.

Por esta razón, en muchas religiones orientales, los mantras se cantan en alto. Su efecto animador sobre el cuerpo humano se conoce desde hace mucho tiempo en las tradiciones orientales.

Este conocimiento se empieza a extender ahora en Occidente y se comprueba de manera científica cada vez más.

Por eso cantar o tararear es tan importante para nuestro cuerpo, bienestar y belleza.

Así que podemos dirigir todas las sugestiones positivas a nuestro cuerpo y pronunciarlas en voz baja en nuestro cerebro, pero si lo hacemos en voz alta será mejor todavía.

Entonces ¿en qué dirección se debe transformar o desarrollar tu cuerpo? Deja que él conozca todos tus deseos. Tu cuerpo se puede desarrollar según tus pensamientos y palabras.

Ejercicio

- Obséquiate a ti y a tu cuerpo con las afirmaciones que desees y pronúncialas en voz alta.
- Habla con tu cuerpo tan amable y cariñosamente como lo harías con tu mejor amigo, o con una persona en vuestra primera cita.
- Habla con tu cuerpo como si fuera una persona a quien quieres y a quien no te gustaría perder.
- Si hay algo más que no te gusta de ti, puedes sustituir el pensamiento negativo por una afirmación positiva.

- En cuanto pienses, por ejemplo: «Estoy gordo», di en voz alta: «Me siento muy ligero».
- De este modo entretienes tu mente con los deseos que quieres arrastrar a tu vida.
- Y, si tienes ganas, persigue exactamente este pensamiento, explícate lo guapo y bello que eres y lo agradecido que estás.
- Habla contigo siempre que puedas ya sea en tu interior o en voz alta.
- Sobre todo antes de acostarte y al levantarte por la mañana, pero también en el metro o en el ascensor, cuando estés haciendo cola o cuando hagan los anuncios por la tele.

La mente y nuestro subconsciente empiezan muy pronto a creer en las autosugestiones y se desarrollan en la dirección deseada.

Afirmaciones

- Me comunico cariñosamente con mi cuerpo.
- Quiero a mi cuerpo y lo observo con mucha admiración.
- Estoy conectado en armonía con mi cuerpo.
- Todo lo que digo sobre mí y mi cuerpo es positivo.
- A partir de ahora, pensaré con amor sobre mí y mi cuerpo.
- Mi cuerpo es maravilloso.
- Estoy fuerte y sano.
- Estoy delgado.
- Me gusto.
- Tengo un cuerpo maravilloso.
- Estoy sano y mi cuerpo lo demuestra.
- Soy una persona hermosa y encantadora.
- Estoy abierto y preparado para que mi deseo de belleza se manifieste ahora.

También puedes tratar a tu cuerpo como si fuera una persona que te gusta muchísimo:

- ¡Qué guapo eres!
- Gracias por apoyarme.
- Me gustas mucho.
- Eres fantástico.

Lo importante es que hables con tu cuerpo.

Es lo que Yvonne hizo.

Hola Pierre:

El sobrepeso es una acumulación de creencias incorrectas. Es genial. Te lo juro, desde que soy consciente de ello, adelgazar ya sólo es un agradable efecto secundario.

He probado de todo durante casi veinte años: desde la dieta del huevo o de la sopa, hasta la dieta disociada, la dieta de grupos sanguíneos, la dieta sin grasa, sin hidratos de carbono, etcétera. Y siempre con el mismo resultado: después de meses de mortificación volvía a tener el mismo peso.

En una terapia familiar a la que asistí, salieron a la luz infinidad de cosas que he heredado de mi madre... no podía faltar el peso... ¡BINGO! Pues claro... Era alucinante, en un año perdí más de diez kilos sin hacer ninguna dieta. Simplemente se normalizó la cantidad de alimentos que ingería. Mientras tanto, había bajado de 85 kilos a 74.

Pero el objetivo que me había fijado era llegar a los 65 kilos...

En teoría ya di por conseguido mi objetivo cuando leí tu libro *Gesetz der Resonanz* (*La ley de la resonancia*) el pasado año.

Pensé: «Ajá, ¿por qué no hablo con mi metabolismo y le pido que me ayude a conseguir los 65 kilos?». Así que conspiré con mi metabolismo y me comuniqué con él.

Ahora sé que adelgazar tiene poco que ver con comer. El sobrepeso, como cualquier otra enfermedad, es una señal del cuerpo que demuestra estar demasiado apartado de sí mismo y de sus necesidades.

Ahora tengo más suerte con los milagros.

Muchos recuerdos desde Suiza,

Yvonne

Las frases que te resultan difíciles de pronunciar son tus frases clave

No siempre nos resultará fácil pronunciar en voz alta frases positivas sobre nosotros. A veces es mucho más sencillo sólo pensarlas.

Sobre todo cuando, no estamos del todo *convencidos* de que sean las frases correctas.

¿Qué pasa, pues, si dudamos de que nuestro deseo se vaya a cumplir y al mismo tiempo nos construimos visiones e imágenes de un cuerpo obeso y deforme a través de nuestras convicciones *inconscientes*? Al fin y al cabo, esas imágenes no son más que un proceso de creación. Nosotros producimos y manifestamos esta realidad de la misma manera. Y ahora pensarás: «Por lo tanto, si muchas convicciones son inconscientes, entonces es que no sabemos que existen. Así que tampoco podemos influir en ellas».

En parte tienes razón.

Al fin y al cabo no necesitamos ser conscientes de todo.

Es mucho más importante trabajar las convicciones de las que somos conscientes, ya que éstas también influyen inevitablemente en las convicciones de las que no somos conscientes.

A la hora de pronunciar unos dogmas en concreto, enseguida reconocemos por nuestro *lenguaje* corporal si nos creemos a nosotros mismos o no. Por eso, en mis seminarios los participantes deben inventar sus propias frases, además de las que yo les doy previamente. Para empezar, un participante se sienta enfrente de otro. El primero hace de observador neutral y sólo debe valorar si podría creerse lo que dice su compañero. Debe prestar atención al participante que pronuncia las frases. Para ello se debe fijar en si actúa de manera insegura, si no para de moverse, si evita ciertas cosas, si pestañea mucho, si no puede aguantar la mirada o si sólo intenta convencer. El observador dará una respuesta de cómo le afecta cada una de las frases.

A mucha gente, este ejercicio le resulta más difícil de lo que les parece en un principio. Muchos piensan que sólo son frases y que no debe de ser tan difícil. «¡Si pronunciamos miles de frases al día!».

Sí, pero no son frases que corresponden a nuestros anhelos más profundos. Decir ciertas cosas y convencerse a sí mismo de ellas, cuando en el fondo no se está realmente seguro, es justamente todo lo contrario a fácil.

En todos los seminarios que he impartido hasta ahora, las dos frases que más les costó pronunciar a los participantes en este ejercicio fueron: «Soy maravilloso» y «Soy sexy».

Cuando les doy estas dos frases siempre pasa lo mismo. Primero se echan todos a reír. Reír es una muy buena manera de mantenerse alejado de algunas cosas porque cuando nos reímos de algo no hace falta tomárselo en serio.

Simplemente, nos cuesta pronunciar la frase «soy maravilloso».

Y «soy sexy» nos cuesta todavía más. Aquí es donde la gente se suele alterar más. Y es que en esta frase también se esconde nuestro mayor anhelo. «Soy sexy» no significa otra cosa que: «soy guapo, soy hermoso, deseable, simpático, me gusto, me divierte mirarme...». Pero esta frase sobre todo significa: «soy amable», es decir, digno de ser amado. Y quien es digno de ser amado es lo suficientemente digno como para obtener todos los regalos del Universo: una pareja, armonía, seguridad, ternura, atención, afecto, aprecio, estima, amor y miradas maravillosas.

Pero generalmente nos alejamos de «soy sexy». Para nosotros siempre son los demás los que son sexys: las modelos de los carteles, las presentadoras de la tele, las actrices y actores de las películas...

Así sólo conseguimos apartarnos cada vez más de la idea de que nuestro cuerpo es maravilloso y sexy

Y eso es justamente lo que deseamos tener.

Para modificar nuestras convicciones es muy útil el hecho de dar una experiencia física a nuestras visiones, imágenes y deseos. Lo mejor para esto es el juego de las convicciones que os acabo de describir y que también podemos llevar a cabo perfectamente solos en casa, delante del espejo.

Dirígete a tu reflejo con estas profundas creencias y, al instante, notarás las frases que le puedes creer a tu reflejo y las que no.

Al principio, el juego de las convicciones no es más que un control de lo que poseemos.

Reconocemos rápidamente por nuestro cuerpo, postura, mímica o voz qué frases nos resultan difíciles, es decir, de qué no estamos realmente convencidos.

Es muy importante identificarlas.

Porque, de esta manera, podremos conocer realmente las convicciones inconscientes que nos dificultan el camino hacia nuestro cuerpo soñado

Por fin sabremos cómo nos vemos a nosotros mismos y qué energías enviamos constantemente a nuestro cuerpo.

Si queremos cambiar esto, ya sólo tenemos que obtener el control de estas convicciones perturbadoras, que ya no son tan inconscientes, y transformarlas.

Por eso, el siguiente ejercicio es un pequeño *turbo* en el camino hacia tu cuerpo deseado. Me gusta repetir este ejercicio en mis seminarios y veo que, gracias a él, siempre se perciben unos cambios sorprendentes.

Querido Pierre:

En mayo estuve en tu seminario de Múnich. Un ejercicio consistía en repetir frases, ya sabes, que si soy maravilloso, que si soy sexy y esas cosas, y ver si el otro se lo creía cuando las pronunciábamos. Todos nos reímos mucho. Pero yo he practicado esas frases delante del espejo, como nos dijiste. ¿Qué quieres que te diga? No pasó ni una semana y los otros me decían las frases a mí. ¿No es magnífico? ¡Esto funciona! Gracias, gracias.

Melanie

Ejercicio

- Ponte delante del espejo y repítele a tu reflejo constantemente: «Soy sexy». Hazlo en voz alta.
- Seguro que al principio te vas a reír, te dará vergüenza, o te parecerá inverosímil.

- De todos modos, al instante comprobarás si puedes creer a tu reflejo o no. No te sorprendas si al principio no te crees ni una sola palabra de lo que dices.

No te extrañes porque si ya estuviéramos convencidos de todo esto haría tiempo que nuestro cuerpo lo reflejaría.

De modo que «soy sexy y maravilloso» es nuestro objetivo. La manera directa para conseguirlo es realizar el ejercicio delante del espejo. Cuanto más hagamos que parezca un juego mejor funcionará.

Prueba también con otras frases.

- Haz tu voz suene suave y agradable.
- Tu cuerpo capta las vibraciones de tu voz.

Si lo repites varias veces delante del espejo, antes de acostarte, al levantarte por la mañana, cuando te laves los dientes o veas tu reflejo en un escaparate, pronto percibirás un cambio en ti.

- Ya no estarás tan inseguro delante del espejo.
- Tu postura será más erguida.
- Tu voz se volverá más potente y grave cuando pronuncies esas frases.
- Empezarás a notar esa realidad en el plexo solar.
- Empezarás a desarrollarte según tu ideal.
- Tu autoestima aumentará.
- La gente pronto hará referencia a tu cambio físico.

Si además te acostumbras a sonreír, este desarrollo positivo se acelerará y pronto te atreverás a decir: «Soy sexy».

Porque, al fin y al cabo, tú eres así. No hay motivos para seguir cubriendo este deseo.

Si empiezas a verte sexy a ti mismo los demás también te verán así

¿En serio? ¿De verdad te parecería gracioso tener un cuerpo sexy? ¿O te gustaría?

Querido Pierre:

Cuando viniste a Hamburgo a hacer el seminario de un fin de semana, en uno de los ejercicios fui persona por persona y les dije: «¡Consigo mi peso deseado con facilidad!».

Sinceramente, todavía no estaba preparada para ir diciéndoles de cuántos kilos se trataba... Si lo hubiera hecho, hubiera perdido esos kilos mucho antes.

Pero ¿cómo podía yo saber exactamente cuántos kilos eran? Decidí crear mi propia afirmación: «Obtengo con facilidad el peso ideal para mi cuerpo».

¡Ajá! Eso me parecía realmente estupendo.

A causa de un diagnóstico médico, para prevenir una diabetes inminente, me dijeron que debía adelgazar 25 kilos como mínimo. ¡Toma! ¿Tenían que ser tantos? Finalmente puse un número en mi habitación.

Suerte que, al fin me lo confirmaron y me dijeron que debían ser unos kilos en concreto.

Yo seguía pronunciando mis afirmaciones y, al cabo de un tiempo, noté que mi gusto estaba cambiando, y el placer de comer fruta y verdura iba aumentando y que ya no me gustaban las cosas que tanto me engordaban.

Para seguir dándome apoyo, me sonreía cada vez más ante el espejo a lo largo del día y me decía: «¡Caramba, hoy estás realmente fabulosa! Y has adelgazado... ¡fantástico!».

Mientras tanto, en medio año he adelgazado dos tallas y estoy a punto de reducir otra más. Cada vez hay más personas que me echan piropos, reconocen lo contentas que están de que haya adelgazado y me preguntan: «¿Cómo lo has conseguido?». Como «entrenadora principiante de *desear con éxito*» sólo puedo contestar tranquilamente:

«¡Fácilmente, muy fácilmente!».

Un saludo cordial,

Christine

Afirmaciones delante del espejo

- En todo momento tengo el control sobre mis señales sensoriales.
- Soy una persona encantadora.
- Soy sexy.
- Soy una persona maravillosa.
- Soy un regalo para cada hombre/mujer.
- ¡Vaya! Hoy estás realmente fabuloso.
- Has adelgazado... ¡estupendo!

Educación alimentaria incorrecta

Hasta ahora hemos hablado un poco sobre nuestras convicciones inconscientes y de qué manera son responsables del desarrollo de nuestro cuerpo.

Las convicciones inconscientes crean unos programas en el cerebro que influyen en nuestro comportamiento. Muchas de las cosas que hacemos las hacemos sin darnos cuenta, a veces incluso cosas bastante curiosas.

Para la mayoría de ellas nos han entrenado a conciencia desde que éramos unos críos. Aunque por aquel entonces nos lo dijeran todo con buena intención, curiosamente muchos de estos programas nos hicieron engordar cada vez más.

Y es que nos educaron de manera incorrecta por lo que se refiere a la alimentación.

En busca de dulces

A la mayoría de nosotros nos encantan los dulces, sobre todo el chocolate.

Claro que el responsable de esto es el grano de cacao, que provoca que nuestro cerebro vierta serotonina, es decir, la hormona de la felicidad. De modo que, cuando comemos chocolate, somos felices por un instante.

Pero hay una razón mucho más importante por la cual codiciamos así el chocolate.

Igualamos el chocolate a una recompensa.Cuando éramos pequeños y hacíamos algo bien nos daban un trozo de chocolate o un bombón como premio. Si, en cambio, nos portábamos mal, nos prohibían cualquier tipo de dulce. Rápidamente asociamos elogio, reconocimiento y cariño con chucherías y dulces. Cuando nos daban chocolate no sólo mostrábamos satisfacción por nuestra parte, sino que quedaba reflejada una *muestra* de cariño por parte de los demás.

El mundo iba bien y éramos felices.

Esta conciencia se ha quedado grabada tan profundamente en nuestro interior que todavía hoy equiparamos lo dulce con elogio y reconocimiento. Cuando comemos chocolate es como si nos elogiáramos, como si nos pagáramos reconocimiento, como si nos demostráramos que sí, que somos buenos. Sí, el mundo va bien. Sí, nos quieren.

Los dulces se consideran una expresión de afecto

Al fin y al cabo, esto nos lo enseñaron cuando éramos niños.

Todavía hoy regalamos bombones a las personas que queremos, y el día de San Valentín la gente regala bombones de praliné en forma de corazón o cajas de color rojo con chucherías para expresar su reconocimiento, afecto y cariño.

Pero, cuando estábamos tristes, también nos daban chocolate para consolarnos y distraernos.

Ahora, de adultos, cuando nos encontramos en una fase de tristeza la *traducción* para nosotros es que *necesitamos* chucherías para ser felices.

No me extraña que todavía hoy, cuando estamos solos y depresivos, y tenemos penas amorosas, vayamos otra vez en busca del chocolate prometido como «protección». Es que no conocemos otra cosa. El chocolate se ha convertido en nuestro quitapenas.

En un mundo en el que a menudo nos sentimos solos y perdidos, el chocolate es una serie de sustituto de amor y protección. El chocolate se iguala al calor humano que nos habían dado.

Por eso, hoy en día, la búsqueda de las barritas de chocolate se nos va tan inconscientemente de la mano, porque es a lo que nos *entrenaron* durante años.

Por este motivo las chucherías están por todos lados, al alcance de nuestra vista. Ya sea en la caja del supermercado, en las recepciones de los hoteles o en la almohada de nuestra habitación individual, en la que siempre nos encontramos la chocolatina de buenas noches. Como cuando éramos niños, el caramelito *de buenas noches*. Para que el momento de meterse en la cama fuera más dulce. Todavía hoy nos sigue gustando ese dulce. Nos hace sentir mucho mejor, cuando dormimos en una cama que no es la nuestra, en un hotel de una ciudad desconocida.

Incluso han inventado unos dulces que llevan escritas frases como: «Eres muy dulce» o «Muy dulce por tu parte». Sólo leer la frase ya nos hace sonreír.

La próxima vez que vayamos en busca de chocolate deberíamos fijarnos en si realmente nos apetece, o si *sólo* buscamos reencontrar un sentimiento del pasado o un recuerdo agradable.

Hay una conexión entre nuestros sentimientos y el deseo de ingerir dulces

¿No te ha llamado nunca la atención que las personas infelices recorren con más frecuencia al chocolate que las personas felices?

Los enamorados, por ejemplo, casi nunca comen cosas dulces: para ellos, la vida ya es dulce de por sí.

Ejercicio

- Anota todos los dulces que te hayas comido hoy.
- Añade tus sentimientos.
- ¿Qué emociones o pensamientos tenías antes?
- ¿Cuál fue el detonante que te hizo recurrir a algo dulce?

- ¿Cuánto has tardado en comértelo?
- Y ¿qué sentimientos y pensamientos has tenido después?

Naturalmente, este ejercicio se puede aplicar a todo tipo de alimentos. Entonces, rápidamente comprobaremos que son pocas las veces que el cuerpo desea realmente ciertas sustancias, calorías, vitaminas, etc., y que, con más frecuencia, se trata del intento de conseguir algo en el plano emocional.

Completa esta lista. Rellénala durante una semana y descubrirás muchas cosas sobre ti.

Alimentos	¿Cuánto he tardado en ingerirlo?	¿Qué emociones tenía?

Si identificamos la relación entre nuestros pensamientos y emociones y nuestro comportamiento a la hora de comer, automáticamente cambiarán muchas cosas. La mente controla todo lo que entra en la conciencia según el grado de utilidad que tenga para nuestros objetivos y lo adapta con fluidez a nuestros deseos.

Por ejemplo, si dejamos que el deseo de chocolate *entre en la conciencia* se activará rápidamente el antojo de chocolate.

Afirmaciones

- La comida sirve para alimentar mi cuerpo y mi alma de manera óptima. ¡Doy las gracias por ello!
- En todo momento sé qué es lo que mi cuerpo necesita para renovarse.
- Me alimento mental y físicamente de una manera sana y cuidadosa.
- Me siento ligero.
- Quiero a mi vida.
- Me abrazo a mí mismo y mi vida también me abraza.

Clave 8
Usa la técnica de las tres preguntas

El hecho de comer inconscientemente es un reflejo del todo inevitable. Por lo general, nos damos cuenta de que nos hemos vuelto a atiborrar después de haber ingerido los alimentos. Es como si despertáramos en ese momento, pero ya es demasiado tarde.

Podemos prevenir este reflejo de una manera fácil y sutil a través de tres preguntas que podrás formular a tu libre elección.

Cada vez que comas o quieras comer, utiliza una de las tres preguntas. Acostúmbrate a pensar rápidamente en una respuesta.

Pregunta 1: ¿Tengo hambre?

Sé consciente de tu comportamiento en el momento de comer haciéndote esta pregunta cada vez que estés a punto de ir en busca de comida:

- ¿Acaso tengo hambre?

Seguramente nuestra mente considere ridícula esta pregunta y nos diga: «Pues claro, si no, no comerías». Por desgracia, como bien sabemos, esto no es verdad.

Normalmente comemos sin tener hambre

Si por un momento escuchamos atentamente a nuestro cuerpo y respondemos a esta pregunta, le damos la oportunidad de enviarnos sus señales. Le estaremos dando importancia otra vez a nuestro cuerpo. Por fin tendrá derecho a intervenir. En poco tiempo volveremos a tener un comportamiento muy normal por lo que al hambre se refiere. Y esta vez será nuestro cuerpo el que decida si tenemos hambre o no.

Pregunta 2: ¿Por qué como?

Si nos hacemos esta pregunta regularmente mientras comemos, cambiarán muchas cosas en nuestra conciencia y percepción corporal.

Empezaremos a escuchar y a prestar atención a nuestro cuerpo, y no a nuestras emociones. Volveremos a percibir el lenguaje de nuestro cuerpo.

¿Como…

- porque estoy aburrido?
- porque estoy enfadado o frustrado?
- para consolarme?
- porque los otros también comen?
- porque quiero ser insociable?

- porque no sé qué hacer con las manos?
- porque hay muchas cosas deliciosas en la mesa?
- porque sería una pena que se estropeara la comida?
- porque estoy acostumbrado a comer en ese sitio?
- porque siempre como cuando estoy nervioso o exaltado?
- porque no quiero decepcionar al cocinero, cocinera o anfitrión?
- porque simplemente quiero tener la sensación de comer?

Hay mil razones por las cuales comemos, y no siempre tienen que ver con el hambre.

En realidad, comemos considerablemente más veces de las que nos pide el cuerpo. Si sólo comiéramos cuando tenemos hambre no habríamos engordado tanto.

Pregunta 3: ¿Ya estoy lleno?

Generalmente, comemos tan rápido que empezamos a sentirnos llenos cuando ya hace rato que hemos sobrepasado el límite.

Por eso, la siguiente pregunta es muy útil para volver a obtener la sensación del propio cuerpo:

- Obsérvate mientras comes y pregúntate constantemente: «¿Ya estoy lleno?».
- Siente muy dentro de ti si realmente te sientan bien los alimentos.
- No sientas sólo a través del paladar y el gusto, sino también a través del estómago.
- ¿Ya estás lleno?

- ¿Tienes la sensación de que te sentirás pesado si sigues comiendo, y de que la comida te perjudicará más que te dará energía?

Si nos hacemos tan sólo estas tres preguntas durante un corto período de tiempo, cambiaremos muchísimas cosas de nuestro comportamiento y mundo interior.

Nuestra percepción corporal nos dice muy clara y rápidamente cuál es nuestro límite al comer. Si empezamos a escucharlo de nuevo, en poco tiempo cambiará nuestra conciencia, nuestros hábitos y... nuestro cuerpo.

Afirmaciones

- El alimento que necesita mi alma se lo doy a nivel del alma, el alimento que necesita mi cuerpo se lo doy a través de los alimentos.
- Escojo alimentos que renuevan mis células y que me aportan una energía óptima.
- Observo con mucha atención qué alimentos me sientan bien.

Clave 9
Crea zonas libres de comida

A lo largo de nuestra vida todos hemos elegido unos sitios favoritos donde nos gusta ingerir los alimentos: delante del televisor o en el sillón de casa... Hay quien se ha acostumbrado a comer en el trabajo o a picar algo de camino a casa, en un bar. Comer algo en un lugar en concreto se ha vuelto una agradable costumbre.

Cuando asociamos diferentes cosas, por ejemplo, pensamientos y sentimientos, con ciertas tareas y lugares, entonces condicionamos nuestra mente, es decir, estamos creando una conexión inconsciente.

Nuestra mente empieza muy pronto a desarrollar estos sentimientos de manera independiente y automática. Y lo hace siempre que nos acercamos a esos sitios. La mayoría de veces no sabemos por qué de repente sentimos esas ansias tan grandes de comer. En muchas ocasiones, este automatismo se muestra en forma de deseo desenfrenado o anhelo insaciable. Parece que surja del cielo nublado, que nos coja desprevenidos, pero en realidad es a lo que hemos condicionado nuestra mente.

Si, por ejemplo, siempre escucháramos una música en concreto cuando bebemos cerveza, y la oyéramos en algún momento por la radio, al poco rato nos vendrían las ganas de beber cerveza porque hemos asociado una cosa con la otra, hemos establecido una relación en nuestra mente. Hasta que llega un punto en el que sólo con que alguien diga el nombre de los músicos o veamos un cartel ya se nos hace la boca agua. La publicidad conoce este tipo de asociaciones mentales y consigue crearlas en nuestra mente. Y, si no, ¿qué tiene que ver la cerveza con el fútbol? ¿O una mujer desnuda con un coche? Para nosotros parece que esta asociación se ha hecho evidente. Y no me extraña, porque nos han condicionado a ello de una manera muy hábil.

Seguro que todos hemos sufrido algunos condicionamientos en nuestra vida, muchos de ellos los hemos creado nosotros mismos.

Si, por ejemplo, nos hemos acostumbrado a ir al baño nada más llegar a casa, cuando estemos abriendo la puerta de casa enseguida nos entrarán las ganas de orinar. Al cabo de poco tiempo, nos anticiparemos todavía más al momento y las ansias por ir al baño aparecerán mucho antes de entrar por la puerta. Algún día lamente nos dará la señal de que el cuerpo necesita vaciar la vejiga cuando nos venga el pensamiento de que pronto será hora de volver. Y así es cómo muchos de nosotros ni siquiera aguantamos hasta llegar a casa. Y nada más entrar, tiramos las llaves y el abrigo donde sea y corremos al baño para sentirnos a salvo. Nos hemos condicionado a ello.

Lo mismo ocurre cuando nos hemos acostumbrado a comer en lugares muy concretos. Sencillamente, hemos condicionado a nuestra mente a tener hambre cuando nos acercamos a ese lugar.

Por eso es tan interesante la siguiente pregunta:

¿Cuáles son los sitios favoritos donde comes?

Esos sitios son, en gran parte, los responsables de nuestro sobrepeso.

Hemos creado una conexión directa en nuestro cerebro entre ese sitio y nuestra ingestión de alimentos. También se puede decir que nos hemos condicionado a desarrollar la sensación de apetito cuando pisamos uno de esos lugares.

Existen lugares en los que, literalmente, nos hemos entrenado para comer.

Por lo general, no sólo tenemos un lugar favorito sino algunos más. Esto significa que existen muchísimos sitios y lugares que nos animan a comer.

Nos hemos entrenado específicamente para crear una asociación en nuestro cerebro

También podemos decir que hemos instalado en nuestra mente un programa que funciona bien, pero podemos modificarlos una vez los empezamos a conocer.

Marca con una cruz en qué sitios estás acostumbrado a comer.

- ✓ Delante del ordenador
- ✓ En el despacho
- ✓ En el escritorio
- ✓ Delante de la ventana
- ✓ Cuando hablas por teléfono
- ✓ En la cocina

- ✓ Delante de la nevera
- ✓ En el comedor
- ✓ En la cama
- ✓ En el sofá
- ✓ En la bañera
- ✓ En el coche
- ✓ En el avión
- ✓ En el tren
- ✓ En el restaurante
- ✓ En casa de amigos
- ✓ En el cine
- ✓ En un bar
- ✓ En un restaurante de comida rápida
- ✓ En fiestas
- ✓ En una cantina
- ✓ En la mesa del comedor
- ✓ En la mesa de la cocina
- ✓ Cuando preparas la comida delante del fogón
- ✓ Cuando vas de compras

Seguramente habrá más sitios en los que estés acostumbrado a comer.

Si no queremos volver a tener hambre automáticamente o meternos siempre cualquier capricho en la boca cuando permanezcamos en esos lugares, sólo tenemos que cambiar durante un tiempo nuestras costumbres en uno o más sitios de éstos.

De modo que debemos volver a reprogramar nuestra mente.

Declaremos uno o más lugares de éstos como zona libre de comida.

Ejercicio

- Piensa qué sitio podrías no asociar con la comida a partir de ahora.
- Empieza sólo con un sitio para que no te sientas presionado o te exijas demasiado.

Lo mejor es empezar con los lugares en los que dormimos o trabajamos porque pasamos mucho tiempo de nuestra vida en estas zonas.

Si en la siguiente semana ampliamos esas zonas, por ejemplo, delante de la ventana, en el cine o allí donde nos gusta leer, cada vez estaremos más alerta y seremos más conscientes de nuestros hábitos alimenticios.

¿Qué te parecería, por ejemplo, declarar tu coche zona libre de comida? Es decir, durante un tiempo no se valen los bocadillos de la gasolinera mientras conduces, ni las barritas de chocolate cuando estás metido en un atasco, ni las rosquillas de camino al trabajo. Si necesitamos comer durante el trayecto, hagámoslo en el aparcamiento o en los restaurantes de carretera.

Si empezamos a nombrar zona libre de comida a uno o más lugares y lo mantenemos durante un tiempo, nuestro cerebro se reprogramará

Adelgazar empieza en la mente y luego se refleja en el cuerpo.

Aquí también vale esta regla. Si conseguimos transformar nuestros hábitos, al cabo de muy poco tiempo tendremos un cuerpo que no sólo nos gustará sino que nos permitirá volver a vivir.

Afirmaciones

- Me deshago de todos los patrones antiguos y me renuevo.
- Tengo la llave de mi poder en mis manos.

Clave 10
Adelgaza tu entorno

Por fuera igual que por dentro

Ahora ya somos conscientes de la influencia que ejerce el poder mental y nuestras convicciones sobre nuestra percepción corporal. Lo interior influye en lo exterior. Aprovecharemos, pues, uno de los principios básicos.

Por fuera igual que por dentro

Lo que pensamos se plasma en nuestro exterior. Todas nuestras convicciones interiores se muestran inevitablemente en el mundo visible de la materia.

Si estamos tranquilos y equilibrados, este hecho no tardará en mostrarse en nuestro mundo exterior; si nos creemos y sentimos delgados, no tardará en reflejarse en nuestro cuerpo.

Dado que, en nuestro mundo exterior, sólo se puede encontrar lo que existe en nuestro mundo interior, nuestro entorno directo es un buen reflejo de los campos de resonancia que construimos en el momento.

Si, por ejemplo, tu casa está sobrecargada y desordenada, tú también lo estarás.

Pero la ley de la resonancia no sólo actúa de dentro hacia afuera, sino también de fuera hacia adentro. Ambos casos se influyen mutuamente.

Lo que percibimos en el exterior nos influye en el interior

Si nos rodeamos con los campos de resonancia que son *incorrectos* para nosotros ya podemos esforzarnos una y otra vez a dejar surgir las mejores resonancias, que nuestro entorno nos volverá siempre al mismo sitio donde teóricamente *no* queremos estar y, por lo tanto, destruirá nuestros nuevos campos de resonancia.

Si nos encontramos en un entorno desordenado y sobrecargado, nos resultará difícil poder ser más ligeros físicamente.

Por el contrario, los campos de resonancia positivos nos influirán positivamente y harán mover algo en nuestro interior que será muy favorable para nuestro desarrollo. Por lo tanto, es lógico aprovecharse de esos campos de resonancia que nos hacen seguir cumpliendo con nuestros deseos.

Adelgaza tu casa

Si conseguimos que nuestro mundo exterior esté ordenado, pronto aparecerá también paz y orden en nuestro interior. Si soltamos cierta carga de nuestro mundo exterior, de repente se reflejará en nuestro mundo interior.

- Si nos deshacemos de trastos viejos e inútiles de nuestra casa también nos desharemos de la carga inútil de nuestro cuerpo.

Pero esto no siempre es tan fácil. A menudo, la posesión de cosas nos produce un sentimiento de seguridad. Además, nos enseña todo lo que hemos logrado y vivido hasta el momento. Nos quisieron, nos regalaron cosas, nos tuvieron en cuenta. Hay algún que otro objeto que nos recuerda a otras personas. Alguna que otra prenda de vestir nos despierta sentimientos de un verano inolvidable, algún que otro libro evoca una noche en vela delante de la chimenea y la mesa de la cocina nos recuerda a nuestra abuela olas palabra amables que un día nos dirigió un amigo.

Pero la posesión también tiene un lado totalmente diferente: supone una carga. Muchas veces nos ata, nos hace inertes, inmóviles, inflexibles o incluso nos oprime.

A menudo, acumulamos tantos objetos que no somos capaces ni de movernos

Muchas veces conservamos el mobiliario de nuestros padres o abuelos, o muebles que compramos cuando éramos jóvenes. La mayoría de las veces estos objetos ya no se corresponden en absoluto con nuestras circunstancias de la vida actuales y, aun así, los conservamos.

¿No es paradójico? Nos hemos esforzado y nos ha costado mucho separarnos de viejas circunstancias de la vida, pero nos llevamos cada uno de los recuerdos de ese tiempo pasado. En nuestro interior nos gustaría ser libres, pero exteriormente seguimos estando atados a lo que ya no queremos.[13]

Todavía nos encontramos en las dificultades del pasado y no en las facilidades del presente

Por fuera igual que por dentro
Tu casa eres tú.

Expresa tu personalidad.

¿Está desordenada y sobrecargada de cosas?

¿Quizás te gusta enseñar tu casa a los demás tan poco como tu cuerpo?

Por fuera igual que por dentro
Esté como esté tu casa es tu fiel reflejo.

Por ejemplo, ¿es un lugar que transmite tranquilidad, fuerza y energía? ¿O al contrario?

¿Cómo es tu comedor? ¿Es un sitio para relajarse? ¿O es muy ruidoso?

Y tu habitación, ¿es un lugar para estar tranquilo? ¿O más bien parece un trastero? ¿O quizás hay ropa sucia por el suelo? ¿Es un lugar donde pasas el rato con tu amado/a? ¿O un sitio en el que prefieres cerrar los ojos nada más entrar?

¿Qué campo de resonancia tiene tu casa? ¿Es tu sitio personal de poder? Si no es así, conviértelo en ello.

---

13. Pierre Franckh, *Einfach glücklich sein. 7 Schlüssel zur Leichtigkeit des Seins*. Ediciones Goldmann, Múnich 2008.

Haz de tu casa un lugar personal de poder

¿Es un lugar espacioso que está abierto a novedades? ¿O está sobrecargado con cosas que no te puedes quitar de encima?

Si te quieres deshacer de carga corporal adelgaza tu casa.

Recorre tu casa de arriba abajo. ¿Qué es lo que siempre has querido tirar? ¿Qué te agobia? ¿Qué es lo que ya no necesitas más?

¿Qué cosas hace tiempo que ya no utilizas, pero todavía sigues guardando?

Repasa tus armarios de arriba abajo. ¿Qué vestidos, zapatos o aparatos electrónicos son sólo recuerdos?

¿Sigues guardando cartas de tiempos pasados? ¿Hay fotos antiguas que te atan?

Cada cosa que tires, por pequeña que sea, te ayudará a rejuvenecer, a sentirte libre y a renovarte.

A medida que tu casa vaya quedando más ligera y libre, tú también lo serás

No te lo pienses demasiado. No te quedes siempre con objetos del pasado pues tu mente no tardará en encontrar viejos recuerdos para hacerte creer que no debes tirar esos recuerdos tan maravillosos.

En realidad, siempre es lo mismo. En cuanto tenemos que deshacernos de algo empezamos a apreciar su valor. Aunque quizás ya lo hayamos olvidado o bien no le hayamos prestado atención durante mucho tiempo, volvemos a conectar con esa alegría que tuvimos cuando compramos o recibimos dicho objeto. Y es que en cuanto reparamos en las cosas que tenemos que tirar, la mente cree que si nos alejamos de ellas también se perderá alegría para siempre. Naturalmente, esto no es verdad, sino que es justo al revés. Cuando nos alejamos de las cosas que nos agobian y nos atan al pasado, volvemos a estar libres para que entre nueva alegría en nuestra vida.

No sólo adelgazaremos mentalmente, sino también físicamente

Cuanto más tiempo pienses en cada objeto más te va a costar deshacerte de él.

Así que ponte música alegre, coge unas cuantas bolsas de basura y barre tu casa de arriba abajo.

Se trata de ti, de tu libertad. Lo que piensen los demás no importa en absoluto. Da igual lo importante que a ellos les parezcan los objetos. «Pero si esto fue un regalo de Sebastián, y esto me lo pintó mi madre, y esto otro…».

Todo objeto tiene su origen, es completamente normal. Pero esas cosas hace tiempo que cumplieron su función. Nos dieron alegría en su momento y hoy quizás sólo nos evocan melancolía de viejos tiempos.

La melancolía te impide avanzar y vivir tu propia vida. Cada vez cargas con más y más cosas, pero lo que queremos es sentirnos cada vez más y más ligeros. Queremos volar, ser libres. Necesitamos sitio para lo nuevo.

Recorre tu casa por donde quieras. Obsérvala desde fuera.

Todo lo que no te parezca realmente importante debes eliminarlo.

Cada gramo que pierda tu casa, lo pierdes tú también

Hay cosas que te parecen indispensables, pero no te dejes engañar. Estamos programados para acumular y almacenar, igual que nuestros cuerpos. «Quizás todo esto lo necesite algún día», piensas. Debes saber que tu cuerpo piensa exactamente lo mismo.

Cada cosa de la que no te deshagas no sólo afectará a tu casa, sino también a ti

Yo he utilizado un truco muy sencillo. He deambulado por mi casa sin rumbo y he observado sólo las cosas de las que no me quiero deshacer. El hecho de pensar «¿qué quiero conservar?» me resultó más fácil que «¿qué tengo que tirar?».

- Marqué todas las cosas que realmente utilizaba.
- Puse una cinta en todas las cosas que me permitían ser más feliz.

De esta manera me dejé claro a mí mismo qué muebles y qué objetos seguían siendo realmente útiles y me enriquecían. De todos modos, estaba muy sorprendido porque eran muchos menos de los que había supuesto.

Aun así, me resultaba muy difícil deshacerme de todos los otros objetos de mi casa. Miraba cada objeto tres veces y al final sólo había un par de cosas, evidentemente, en la caja con la etiqueta «para tirar».

Así que busqué otra manera de hacerlo, pero esta vez con éxito. Quizás te apetezca hacer lo mismo que yo:

- Marca todos los objetos y muebles de tu casa o piso que no hayas utilizado durante los últimos meses.
- También esas cosas que están tiradas por la buhardilla o por el sótano o que ya están guardadas en cajas.
- Todos los objetos marcados no son realmente importantes para tu vida y sólo consiguen agobiarte.
- Los objetos que haga un año que ni siquiera has tocado los puedes vender tranquilamente por Ebay o regalarlo a tus amigos. (¡Les va a hacer una gracia...! Seguro que ellos también tienen demasiadas cosas de las que no se pueden desprender).

Esto de regalar objetos viejos es algo un tanto especial. ¿Quién va a querer tus antiguos «tesoros»?

Ejercicio

- Recorre tu casa y marca todas las cosas que sean importantes en tu vida.
- Deja en el pasillo todos los objetos que no estén marcados.
- Pacta contigo mismo que, de todas esas cosas, sólo te vas a quedar con un número limitado, máximo veinte.
- Por favor, pide a algún amigo o amiga que te ayude a clasificar.
- Prepara tres cajas grandes y ponles etiquetas diferentes: «basura voluminosa», «para dar», «para vender»...
- Si te resulta difícil deshacerte de las cosas porque todas son importantes para tu vida y lo marcarías todo, vacía tu habitación por completo y al día siguiente decide qué muebles u objetos deben volver a entrar.
- Limítate a un número concreto, que tú mismo decidas, por día.
- Disfruta de la nueva libertad que has ganado.

Utiliza la ley de la resonancia: adelgaza tu casa. Así, tú también adelgazarás antes. Hazlo como Gabi, que llevaba años intentando adelgazar en vano.

Querido Pierre:

Para mí es muy importante esta carta.

Ahora mismo el tema de adelgazar me permite ser muy feliz en mi vida.

Empecé haciendo un programa de adelgazamiento a través de mi seguro médico, pero mi peso no cambió.

De modo que no fue la oportunidad para conseguir el cuerpo ideal, pero entonces apareció Pierre Franckh en mi vida.

Empecé a liberarme de algunos kilos gracias a las propuestas de tus libros.

Simplemente ordené mi vida: cada armario, cada cajón, el armario de los vestidos, los rincones llenos de trastos, habitación por habitación. También ordené mis pensamientos. Profundicé en mi pasado. Empecé a perdonar, a desprenderme de cosas (personas, padres, situaciones).

Y ¿sabes lo que pasó luego, Pierre?

A partir de entonces los kilos empezaron a caer en picado. Kilo tras kilo, mes a mes. Y ¿por qué? Me deshice de mucha carga material, intelectual y mental.

Empecé a florecer. Cada semana que pasaba me sentía mejor. Cada semana me veía más guapa y sobre todo más joven. Iba a los sitios sonriendo y las personas, incluso las que siempre están gruñendo, me devolvían la sonrisa. Me sentía infinitamente liberada.

¡A principios de este año por fin llegó el momento! Había superado mi barrera psicológica, «los 62». La cifra que siempre había considerado una utopía apareció en mi báscula. ¡Tuve una sensación de felicidad casi indescriptible! Lloraba de alegría.

Después llegué a pesar 57 kilos, cosa que me parece un milagro. Tanto las señoras como los señores me hacen cumplidos. Nunca me había sentido tan a gusto con mi cuerpo. Tengo un sentimiento vital completamente nuevo. Y esto no se lo debo a ninguna dieta «cuenta calorías» o como se llame, sino al hecho de deshacerme de una carga considerable y de desear lo correcto.

Nunca en mi vida me había sentido tan sana, diez años más joven, segura de mí misma, atractiva y sexy.

Incluso mi vida sexual (aunque antes ya pensaba que era satisfactoria) ha cambiado por completo. Nunca había experimentado el sexo tan profunda e intensamente como ahora. He descubierto partes de mí que estaban ocultas y que no habían salido al descubierto.

Y, además, imagínate, Pierre, mi hija, una fotógrafa aficionada con mucho talento, me ha hecho un reportaje fotográfico erótico a mí (¡que tengo 53!) y ha diseñado un álbum de todas estas magníficas imágenes (140 fotos).

Con esto te quiero dar las gracias de corazón. Tus libros son una gran ayuda para volver a encontrar el camino.

Un saludo cordial y un abrazo cariñoso,

Gabi

Afirmaciones

- Confío en la vida.
- Estoy protegido en todos los planos de la existencia.
- La vida me cuida.
- Dispongo de todo lo necesario para tener una vida llena de luz.
- La vida me cuida inmensamente.

Clave 11

No juzgues a los demás por su peso

A menudo, juzgamos rápidamente a las personas por su apariencia. Con toda malicia, nos ponemos a buscar sus debilidades y nos alegramos de cada fallo que les descubrimos.

Por lo general, solemos encontrar rápidamente gente que nos apoya y nos confirma nuestra opinión negativa.

Pero observa con más detalle a esas personas, por lo general no suelen estar contentas con su vida, su trabajo, su casa o su físico.

¿Te suena todo esto?

Obsérvalas bien, porque ellas son como tú.

Según la ley de la atracción todo atrae a su igual

Obsérvalas con más detalle. Si se ríen de otros, como tú, es que no tienen nada por lo que vivir. Pierden grandeza y nobleza, dignidad y poder. Despiertan vibraciones negativas en ellos.

Cada uno de nosotros tenemos lados tanto negativos como positivos y nos podemos conectar con ambos.

Si dirigimos nuestra percepción consciente hacia los fallos de los demás, nos adentraremos en el campo de vibración de deficiencia y también despertaremos esa energía en nosotros.

Si nos hemos separado de nuestra autoestima también buscaremos una separación en otras personas. En realidad, intentamos poner en evidencia los errores de los demás, esperando que nadie vea los nuestros, sobre todo porque no los queremos ver ni nosotros mismos.

En lugar de buscar nuestros propios errores y tratarnos con cariño, evitamos la realidad. Si pudiéramos aceptar nuestros propios errores también aceptaríamos los de los demás.

Pensamos que vemos los errores ajenos, cuando en realidad nos estamos viendo a nosotros mismos. Al fin y al cabo vemos en otras personas lo que se oculta en nosotros. Y todo lo demás, sencillamente, pasaría desapercibido. Todo lo demás no se encuentra en nuestro campo de resonancia y tampoco haría vibrar nada en nuestro interior.

Sólo podemos percibir
lo que está en vibración con nosotros,
ya sea consciente o inconscientemente

Así que, si juzgas a otros estarás despertando esta energía oculta en ti. Te estarás viendo a ti mismo en los demás.

Cuando opinas sobre los demás, en realidad,
te estás valorando realmente a ti mismo

Cuanto más negativo es el pensamiento que tienes acerca de otra persona más te debilitas a ti mismo y la ilusión de conseguir una magnífica figura.

Cuando ves a una persona gorda y te das cuenta de su mala imagen, en realidad, te estás juzgando a ti y a tu cuerpo.

Si echas un vistazo a los kilos de este mundo, cada vez agrandarás más el campo de resonancia en tu vida. Y pronto estarás rodeado de personas con las que te alegrarás porque inconscientemente buscas tenerlas cerca.

Los campos de resonancia que tienen una vibración igual se atraen mutuamente

Si, por el contrario, te conectaras exclusivamente con la belleza de tu cuerpo, pronto encontrarías más y más gente a quienes les gustara algo de ti.

Si dirigimos nuestra atención a lo que nos gusta, nos adentraremos en el campo de resonancia de la belleza. Aquí también vale la ley de la atracción: todo atrae a su igual. Cada vez te rodearás de más personas que piensan y son como te gustaría ser a ti.

Lo más importante es que dejes de juzgarte. Éste es un paso fundamental porque, al fin, podrás conectar con la belleza, sobre todo con tu propia belleza.

Ejercicio

- Alégrate de todos los que tengan un cuerpo envidiable. Lo que tú entiendas por «cuerpazo», ya es cosa tuya.
- No hace falta que se lo digas a nadie, lo que importa es la energía que percibe la otra persona.
- Elogia a otros por su físico. Esto también despertará esa energía en ti.
- Comparte cumplidos, así te obsequiarás con cumplidos.

- Por una vez, observa sólo lo que te gusta de otras personas: siempre hay algo que nos gusta de otros.
- Intenta hacerlo durante todo un día. Tu vida va a cambiar de golpe.

La alegría y la energía radiante volverán a tu vida, también la belleza, que llevaba demasiado tiempo oculta en tu interior y ahora sale al descubierto, gracias a tu nuevo enfoque de la vida.

Afirmaciones

- ❖ Me bendigo a mí y a todo lo que me rodea.
- ❖ Quiero a la vida.
- ❖ Todos tenemos algo divino en nuestro interior.
- ❖ Sólo veo lo bello, tanto en mí como en los demás.

Cuando el alma tiene hambre, el cuerpo come

¿Por qué quieres adelgazar?

En un principio, esta pregunta te va a parecer fuera de lugar. ¡Si los motivos por los que queremos adelgazar son más que evidentes!

Y aun así, la respuesta a esta pregunta es esencial porque cuanto más sepamos por qué queremos adelgazar más exactas serán las formulaciones de nuestro deseo y más definido será el objetivo que queremos lograr.

Si le dedicamos tiempo a esta pregunta, comprobaremos muy a menudo que estar delgado no es justamente nuestro objetivo. Tras el deseo de adelgazar se suele ocultar un motivo totalmente diferente.

Quizás estemos preocupados por si nos deja nuestra pareja, o bien pensamos que si adelgazamos la volveremos a conquistar.

No queremos caer enfermos o esperamos volver a estar sanos perdiendo peso.

Queremos perder kilos…

- porque la sociedad prefiere a las personas delgadas,
- porque corresponde al ideal de belleza,
- porque todas las modelos están delgadas,
- porque si no, nuestra pareja va a perder el interés por nosotros,
- porque, sí o sí, queremos volver a encontrar pareja.

Encontrar pareja no tiene nada que ver con estar delgado o ser guapo. De ser así, las personas con sobrepeso no tendrían nunca pareja. Encontrar pareja sólo tiene que ver con la disposición de abrirse a otra persona. Aventurarse y entregarse al amor y, con ello, también al riesgo de que te hagan daño. Hay miles de motivos por los que queremos adelgazar y, muchas veces, estos motivos en realidad no tienen nada que ver con nuestra gordura. A menudo el peso que hemos adoptado sólo es un indicio de que tenemos un cierto desequilibrio.

Detrás del deseo «Estoy delgado»
en realidad sólo se oculta
el deseo de amor y felicidad

Si empezamos a indagar en el significado que tiene el deseo de poseer un cuerpo delgado, siempre acabaremos encontrando, como objetivo final, el deseo de amor y felicidad.

¿Por qué no lo pruebas tú también?

- Piensa en cómo te sentirás cuando tu deseo se haya cumplido.

Quizás tu deseo no es realmentc estar delgado, sino que te amen, reconozcan, admiren y cuiden... o poder experimentar el maravilloso amor de otra persona.

Entonces, la verdadera respuesta será más bien: quieres adelgazar...

- para ser feliz,
- para estar lleno de vida,
- para poder volver a andar, bailar y saltar,
- para poder lucir un biquini,
- para estar feliz delante del espejo,
- para enseñar tu cuerpo alegremente cuando tienes sexo.

A menudo, pensamos que con nuestro físico no encontraremos nunca una persona que nos ame, pero muchas veces la gordura es una simple excusa oportuna, aunque aparentemente sea tan dolorosa.

En muchas ocasiones, la gordura sólo es el reflejo externo de no encontrarse maravilloso a sí mismo

Por este motivo, no es que no seamos agradables porque estamos gordos, si no que estamos gordos porque no nos consideramos agradables.

Conozco muchas personas rechonchas que son maravillosas, se sienten bien consigo mismas y están llenas de vitalidad, a quienes no se les pasaría nunca por la cabeza querer adelgazar. Aman y son amadas tal como son. No necesitan adelgazar para que alguien les quiera.

Se sienten guapas.

La mayoría de personas que quieren adelgazar no se sienten guapas y, en consecuencia, tampoco agradables. Y como no se sienten deseadas, engordan todavía más. Acaban entrando en un bucle que les aleja cada vez más de sí mismas.

El alma come con nosotros cada día y tiene un hambre enorme

Es mucho más importante darte a ti mismo lo que realmente necesitas (amor, reconocimiento, seguridad y cariño) que adelgazar.

Si le das a tu alma toda la alimentación que necesita, pronto te sentirás a gusto con tu peso, tanto si estás gordo, como si estás delgado.

Te pondrás delante del espejo lleno de alegría y quizás empieces a practicar deporte. Si nos volvemos a aceptar, también aceptaremos a nuestro cuerpo y después también nos querremos volver a activar, mover.

Si mantienes las once claves de este libro te volverás a encontrar a ti mismo. Volverás a ser feliz y todo lo demás vendrá solo. Seguro que tu alimentación va a cambiar y se va a despertar el deseo de ser más activo.

Si somos felices cada célula de nuestro cuerpo también lo será

Entonces cada célula de tu cuerpo te recompensará con felicidad.

¿Cómo es para ti la felicidad? Ése es tu objetivo real.

También podemos preguntarnos: «¿para quién quiero adelgazar?, ¿para mí o para otros?».

Y otra cosa: no dependas de la báscula. No dice nada sobre cómo te encuentras realmente.

Encuentra el peso con el que te sientas cómodo. No te hagas esclavo de la publicidad o de la opinión de los demás.

Lo único importante es que siempre te sientas cómodo y satisfecho.

¿De qué sirve conseguir tu peso soñado si no eres realmente feliz?

Pregúntate siempre: «¿qué quiero?» y no: «¿qué quieren los demás?». Cuando el alma tiene hambre el cuerpo come. Entonces, adelgazar se convertirá en una lucha permanente.

Primero procura ser feliz, el resto ya vendrá por sí solo.

Entonces, ¿qué necesitas para ser feliz?

La felicidad te corresponde.
Siempre te ha correspondido.
Lo que pasa es que lo has olvidado.

Si eres feliz,
y estás en *equilibrio* contigo mismo,
tu *desequilibrio*
se adaptará a tu sentimiento de felicidad.

Adelgazar
se convertirá en
lo más maravilloso del mundo.

24 puntos para adelgazar con éxito

1. ¡Decídete y ponte objetivos claros!
2. Utiliza la fuerza de las afirmaciones. Las afirmaciones son instrucciones para tu mente y tu ADN.
3. Deja de pensar que eres un fracasado.
4. Invierte algo más de tiempo y fuerza en creer en tu éxito.
5. No sigas buscando los motivos de tu sobrepeso porque si le das muchas vueltas sólo acentuarás tu desagradable situación y atraerás una cadena de pensamientos negativos, de manera que cada vez te sentirás peor.
6. Aunque tu reflejo no se corresponda con lo que te gustaría ser, no refuerces tu estado con palabras y hechos. Si te quieres librar de ello, busca equivalentes positivos y céntrate en ellos lo máximo que puedas.
7. Cuando te afeites o maquilles por las mañanas delante del espejo, sonríele a tu reflejo y dile: «Estoy delgado y soy maravilloso». Aplica esta técnica tantas veces como puedas.

8. Cuando te veas reflejado en un escaparate, convéncete de que estás viendo a un hombre atractivo o a una mujer atractiva.
9. No te quedes con el pasado. No le des más vueltas a tu situación actual.
10. Céntrate sólo en cosas que te hagan avanzar.
11. Mándale a tu cuerpo sólo energía positiva, a través de palabras y pensamientos positivos sobre ti.
12. Celebra cada pequeño logro: esto reforzará tu confianza y la emisión de tus deseos.
13. Recuerda constantemente que tu deseo ya está en proceso.
14. Alégrate ya del cambio que experimentará tu vida.
15. Elógiate por todo lo que te salga bien.
16. No hables constantemente con tus amigos o amigas sobre adelgazar.
17. Apúntate todo lo que comes para volver a ser consciente de tu alimentación.
18. Dibújate con tu peso ideal e identifícate con tu cuerpo soñado. Lo más importante es que nunca dejes de tener en cuenta tu objetivo y que le prestes atención.
19. Haz como si… y siente la alegría anticipada. Si lo sentimos con anticipación nos reforzaremos en nuestro deseo y no dudaremos tan fácilmente.
20. Descúbrete a ti mismo en cada persona delgada y entra en el campo de resonancia correcto. Todo está unido a todo y se influye recíprocamente. Si quieres tener un cuerpo delgado conéctate con tus modelos.
21. Haz pausas mientras comes. El cerebro necesita veinte minutos para darse cuenta de que has ingerido alimentos.
22. Crea zonas libres de comida. Si empezamos a nombrar uno o más sitios «zona libre de comida», y lo mantenemos así durante un tiempo, nuestro cerebro se reprogramará.

23. Adelgaza tu entorno. Deshacerte de cosas viejas e inútiles de tu casa hará que tu cuerpo también se deshaga de la carga inútil.
24. No juzgues a los demás por su peso. Si juzgas a otras personas, en realidad, te estarás juzgando a ti mismo.

¡Me alegra recibir nuevas historias sobre vuestros deseos!

Todas las historias sobre deseos que os he mostrado en este libro me las han mandado los lectores y lectoras. Algunos nombres los he cambiado por deseo expreso, pero son conocidos por la editorial.

Quien tenga ganas de compartir sus historias exitosas conmigo que no dude en mandarlas a la siguiente dirección:

info@pierrefranckh.de

Si vuestra historia aparece en uno de los siguientes libros recibiréis dos copias de la editorial con una dedicatoria personal.

Me alegra saber que habéis tenido éxito.

Queridos amigos, os agradezco vuestra confianza que me mostráis en correos y cartas y espero que os pueda seguir correspondiendo.

Un regalo de verdad siempre obsequia a ambos.

Gracias de todo corazón.

Información sobre el libro

Quien quiera tener más información acerca de *Adelgazar con la mente* y quiera recibir las actividades actuales se puede informar en mi página web.

Quien se quiera suscribir a mi boletín informativo quincenal se puede inscribir en mi página web o escribirme un breve correo. El boletín informativo es totalmente gratuito:

www.pierrefranckh.de

Pierre Franckh imparte seminarios de fin de semana.

Y, naturalmente, seminarios de *Adelgazar con la mente* también.

En dichos seminarios se aclaran las siguientes preguntas:

- ¿Cómo aprendo a desear?
- ¿Cómo deseo correctamente?
- ¿Cómo deseo adelgazar?
- ¿Cómo le doy fuerza a mis deseos?
- ¿Cómo reconozco mis deseos inconscientes?
- ¿Qué hace que mis deseos conscientes fracasen y qué puedo modificar?
- ¿Cómo resuelvo mis dudas?
- ¿Cómo detecto todas mis creencias?
- ¿Cómo limpio mi camino interior para dejar sitio a mis deseos?
- ¿Cómo consigo hacer realidad mis deseos?
- ¿Cómo puedo planear mi vida, de manera que se vuelva maravillosa?
- ¿Cómo consigo ser feliz?

El hecho de adentrarse en preguntas y peticiones personales a lo largo del seminario permite ver más profundamente los comportamientos propios del deseo que teníamos hasta el momento, enseñarte diferentes posibilidades de cómo salir del bucle de patrones restrictivos y cómo obtener una nueva calidad de vida.

Una vez hayamos experimentado la fuerza del deseo y, con ello, el poder de cambiar cosas de nuestra existencia a nuestra voluntad, no sólo obtendremos mayor autoestima, sino también la sensación de ser una persona equilibrada. Si empezamos a modificar con éxito nuestros deseos y objetivos seremos felices. Nos sentiremos una parte activa del mundo, alguien que organiza según sus deseos. Saldremos de la dependencia impotente de otros y nos adentraremos en nuestra propia independencia. Desear con éxito modifica todo nuestro mundo, la experiencia, la manera de ver las cosas, la percepción, la colaboración y el amor a nosotros mismos.

Una vez hayamos entendido y experimentado realmente el principio de *desear con éxito*, cómo funciona y qué funciona, toda nuestra estructura de vida cambiará. Cada día suceden milagros. ¿Por qué no te va a pasar a ti también?

Encontrarás todos los **seminarios** en:

www.pierrefranckh.de

Formación para entrenadores

La formación para ser entrenador de *desear con éxito* con Pierre Franckh está dirigida a todas aquellas personas que quieran trabajar como entrenador o tengan la intención de aplicar este entrenamiento en su vida profesional.

Entrenar es un trabajo fascinante y desafiante. Puedes apoyar a muchas personas en su desarrollo profesional y personal y, a la vez, participar en sus cambios.

En la formación para entrenador y en el posterior trabajo también tú vas a cambiar y a evolucionar porque sólo quien haya seguido un proceso de entrenamiento y haya hecho progresos con él puede entrenar con éxito.

Con esta completa formación obtendrás la preparación exacta para poder apoyar a muchas personas en todos los planos de su vida.

Inicio: anualmente en enero.
Seminarios: cinco seminarios intensivos
Duración: un año
Más información:

www.pierrefranckh.de o
W. Gillessen
Schönstr. 72b
81543 Múnich
Tel.: 0049 89/68 7 07 02
e-mail: wgillessen@t-online.de

Índice